Haddy Tunkara Bah

Ensino e Implementação da Ética e Teorias de Enfermagem e Cuidados de Saúde

Haddy Tunkara Bah

Ensino e Implementação da Ética e Teorias de Enfermagem e Cuidados de Saúde

ScienciaScripts

Cover image: www.ingimage.com

This book is a translation from the original published under ISBN 978-3-659-93608-1.

Publisher:
Sciencia Scripts
is a trademark of
Dodo Books Indian Ocean Ltd. and OmniScriptum S.R.L publishing group

120 High Road, East Finchley, London, N2 9ED, United Kingdom
Str. Armeneasca 28/1, office 1, Chisinau MD-2012, Republic of Moldova, Europe
Printed at: see last page
ISBN: 978-620-7-94633-4

Índice:

Ensinar e implementar a ética e as teorias de enfermagem e o financiamento dos cuidados de saúde na Gâmbia

Haddy Tunkara - Bah, FWACN, MSc, BSc, RN

Docente, Departamento de Enfermagem, Universidade da Gâmbia; Estudante de doutoramento, Departamento de Enfermagem, Universidade do Benim, Nigéria

Telefone: +2202707111/ +234-8096647414

*Email: htbah@utg .edu.gm

Este livro está dividido em três secções, como se segue:

Secção 1: Ensino e aplicação do código de ética e dos valores de enfermagem para promover reformas e normas na profissão de enfermeiro na Gâmbia

Secção 2: Utilização da teoria de enfermagem na liderança em enfermagem para melhorar a qualidade dos cuidados prestados aos doentes

Secção 3: Métodos de financiamento dos cuidados de saúde e realização dos objectivos da política nacional de saúde da Gâmbia

Capítulo 1

Ensino e implementação do Código de Ética e Valores de Enfermagem para a promoção de reformas e normas na profissão de enfermagem na Gâmbia

Resumo

A autonomia profissional dos enfermeiros é acompanhada da responsabilidade e da prestação de contas das suas acções. A prática de enfermagem deve ser sempre orientada por um código de ética e de valores. No entanto, os conceitos de ética e valores de enfermagem estão contidos apenas nos cursos introdutórios do currículo de enfermagem na Gâmbia. Muitos enfermeiros educadores e clínicos não conhecem o código de ética de enfermagem neste país. As aulas sobre ética e valores de enfermagem são maioritariamente leccionadas por professores convidados em apenas uma ou duas sessões de aulas de todo o programa de formação de enfermeiros. O ensino da ética e dos valores de enfermagem a nível clínico é deficiente devido ao número limitado de enfermeiros seniores formados para servirem de mentores e supervisores dos estudantes e dos enfermeiros em formação. A maior parte dos estabelecimentos de saúde pública da Gâmbia não dispõe de directrizes normalizadas sobre os diferentes procedimentos de enfermagem. O baixo estatuto dos enfermeiros e o estilo conformista de formação dos enfermeiros impedem a aplicação efectiva do código de ética e dos valores de enfermagem entre os enfermeiros profissionais deste país. Por conseguinte, o ensino e a aplicação do código deontológico e dos valores de enfermagem são inadequados, o que exige reformas urgentes no ensino e na prática de enfermagem para melhorar o nível e a imagem da profissão de enfermeiro na Gâmbia.

Palavras-chave: Ensino, Implementação, Enfermagem, Ética, Valores, Gâmbia

Introdução

A ética refere-se ao estudo dos juízos morais baseados em valores, crenças e atitudes que um indivíduo ou um grupo possui. A ética em enfermagem é o conjunto de regras ou princípios que orientam a tomada de decisões e o comportamento dos enfermeiros. A enfermagem tem uma autonomia profissional e os enfermeiros são razoavelmente independentes e autónomos na tomada de decisões na prática. O enfermeiro pode tomar decisões de forma independente sem ordens médicas (American Society of Registered Nurses, 2007). Isto foi conseguido na enfermagem atual devido à capacidade da profissão de enfermagem para construir para os seus membros um elevado nível de excelência académica, levando-os a um estado em que têm a capacidade de prestar serviços específicos e de defender os clientes. Assim, a profissão de enfermagem autónoma é acompanhada de responsabilidade e de prestação de contas das acções de enfermagem. É importante que esta autonomia profissional seja sempre regida por um código de ética e de valores.

Os indivíduos que aspiram a entrar na profissão de enfermeiro precisam de orientação e educação adicionais no currículo da escola de enfermagem. No entanto, a ética e os valores de enfermagem são geralmente ensinados como parte dos cursos introdutórios na maioria dos currículos de formação de enfermagem na Gâmbia. Isto pode não ser suficiente para produzir enfermeiros profissionais altamente competentes e eticamente orientados. Os educadores de enfermagem neste país têm a oportunidade e a obrigação de orientar os estudantes de enfermagem nas áreas da ética de enfermagem, análise ética e tomada de decisões éticas para produzir profissionais éticos.

A formação dos profissionais de enfermagem sobre os valores e a ética em enfermagem não deve limitar-se apenas às instituições académicas. A ética e os valores de enfermagem também devem ser aprendidos nas áreas práticas clínicas através da modelação de papéis e da supervisão por mentores e preceptores que devem ser enfermeiros experientes com boa disposição moral. São necessárias experiências alargadas e a supervisão de mentores, preceptores e supervisores para se obter uma competência de enfermagem considerável através da orientação ética e de valores. Infelizmente, em muitos países em desenvolvimento, incluindo a Gâmbia, existe uma elevada taxa de desgaste dos enfermeiros com formação superior devido a más condições de trabalho e salários (Saho, 2011). Não existe um programa formal de tutoria na Gâmbia (Bah, 2016) e os jovens enfermeiros inexperientes são por vezes colocados em áreas clínicas sem o apoio de um enfermeiro sénior para desenvolverem os seus conhecimentos e competências em matéria de ética e valores de enfermagem.

Ao longo dos últimos anos, os enfermeiros da Gâmbia utilizavam o código de ética do Conselho Internacional de Enfermeiros (ICN) até que, recentemente, o Conselho Nacional de Enfermeiros e Parteiras, em colaboração com a Associação Nacional de Enfermeiros e Parteiras da Gâmbia e outras partes interessadas, desenvolveu um código de ética nacional em 2014, tendo em consideração os valores culturais dos gambianos. No entanto, muitos educadores de enfermagem e clínicos não estão familiarizados com este novo código de ética. Esta situação criou uma lacuna de conhecimento entre os enfermeiros e os educadores de enfermagem sobre os valores existentes e os princípios éticos que regem a profissão de enfermeiro, o que pode ter um impacto direto no nível dos cuidados de enfermagem neste país.

Ensinar o Código de Ética e Valores de Enfermagem na Gâmbia

O ensino de enfermagem na Gâmbia é ministrado por duas universidades, o Gambia College, a Escola de Enfermeiros e a Escola de Enfermeiros de Saúde Comunitária. A base teórica da educação ética em enfermagem assenta em princípios éticos, na formação de valores do indivíduo e em padrões de conhecimento. A ética de enfermagem na educação tem uma concorrência imensa com um programa de enfermagem já repleto de conteúdos (Aydt, 2015). Atualmente, os conceitos de ética e valores de enfermagem estão contidos nos cursos introdutórios ou como um único curso do currículo de enfermagem na Gâmbia, o que não é suficiente para os estudantes dominarem os princípios éticos da profissão de enfermagem. Os princípios e conceitos da ética e dos valores de enfermagem não devem ser tratados como uma disciplina isolada, mas devem ser integrados em todas as disciplinas de enfermagem do currículo. O ensino da ética de enfermagem integrado num programa de enfermagem tem sido elogiado pela sua eficácia (Conselho Internacional de Enfermeiros, 2015) e por estabelecer o melhor enquadramento ético no ensino de enfermagem (Fry, 1989; Milton, 2004), uma vez que a ética e os valores de enfermagem são relevantes em todas as disciplinas e especialidades de enfermagem. Cabe ao enfermeiro educador selecionar estratégias para integrar de forma criativa a ética de enfermagem no currículo.

Os enfermeiros enfrentam diariamente dilemas éticos que requerem experiência, pensamento crítico e capacidade para avaliar os princípios éticos relacionados com o problema existente e tomar a melhor decisão ética que ajude a resolver o problema. Assim, o ensino da ética e dos valores de enfermagem deve basear-se na prática, a fim de garantir a competência na sua aplicação. O ensino e a aprendizagem do comportamento ético nas competências interpessoais e relacionais exigem ponderação, um bom desenvolvimento e planeamento curricular e pedagógico, tal como postulado por Benner, Suphen, Leonard e Day (2010). Infelizmente, a ética e os valores de enfermagem são maioritariamente ensinados nas instituições de formação de enfermeiros da Gâmbia utilizando o método de ensino de discussão em aula, no qual o papel do professor é o de um perito e os papéis dos estudantes exigem ouvir, tomar notas, responder e dar respostas quando solicitado pelo professor. Além disso, as aulas sobre ética e valores de enfermagem são normalmente dadas por convidados do Conselho de Enfermeiros e Parteiras da Gâmbia e são geralmente abordadas numa ou duas sessões de aulas. Estes professores convidados não são normalmente professores com formação e podem não ter as competências necessárias para um ensino eficaz da ética e dos valores de enfermagem. Este ensino inadequado e baseado na teoria da ética e dos valores de enfermagem neste país limita a tradução da ética de enfermagem da teoria para a prática, criando assim uma lacuna e diferenças de perceção significativas entre os enfermeiros nas instituições de formação e os que se encontram nas situações profissionais reais. Por conseguinte, é urgente colmatar esta lacuna.

A ética em enfermagem pode ser ensinada eficazmente através de uma combinação de métodos de ensino que melhorem a visualização do cenário concetual que está a ser ensinado e promovam a tradução da teoria para a prática. Estes métodos de ensino incluem a aprendizagem baseada em problemas, o ensino em grupo, a dramatização, a modelação, os estudos de caso, os debates e a experiência clínica. Leonard e Day (2010) discutiram a importância de desenvolver o comportamento ético individual com enfoque na modelação do comportamento através do "fazer, saber e ser" no que se refere ao ensino da ética na sala de aula. De acordo com Lin, Lu, Chung e Yang (2010), a aprendizagem baseada em problemas (ABP) pode aumentar a eficácia do ensino da ética em enfermagem. Estes autores revelaram que os estudantes expressaram sentimentos acrescidos de aprendizagem motivada e pensamento crítico quando a ABP foi utilizada. A estrutura da ABP também tem o potencial de melhorar a aprendizagem autónoma, o pensamento crítico, a comunicação e a capacidade de trabalhar em equipa (Alexander, McDaniel, Baldwin & Money, 2002). Outros autores (por exemplo, Garity, 2009) recomendaram a ABP com tutoria de pares em situações em que há falta de educadores qualificados para ensinar ética de enfermagem, como na Gâmbia. Isto dará tempo suficiente aos enfermeiros educadores para aprofundarem a discussão e a aplicação do que está a ser ensinado. A Aprendizagem Baseada em Equipas (ABE) é outro tipo de estratégia de ensino e aprendizagem da ética e valores de enfermagem, que se centra na aprendizagem em pequenos grupos, na preparação dos alunos e na aplicação do conteúdo da aula (Vanderbilt University Center for Teaching, 2015). Garity (2009) sugeriu a combinação da teoria e da prática através da discussão em pequenos grupos. A utilização de estudos de caso proporciona aos estudantes a oportunidade de dissecar situações da vida real e desenvolver uma compreensão mais profunda dos conceitos na educação ética em enfermagem. Lin, Lu, Chung e Yang (2010) identificaram a importância de utilizar uma combinação de estudos de caso, simulação e experiências de reflexão para desenvolver competências de análise crítica. Garity (2009) explorou a utilização do debate no ensino da ética em enfermagem e descobriu que o debate como metodologia de ensino ajudava os estudantes a desenvolver o pensamento crítico, que é uma componente importante na aprendizagem da ética e dos valores de enfermagem.

Além disso, os códigos de ética e os valores de enfermagem são continuamente revistos e modificados para responder à evolução das necessidades e dos valores da clientela de enfermagem. Este facto exige uma aprendizagem contínua de novos conceitos e princípios do código de ética de enfermagem à medida que são desenvolvidos. Assim, o ensino e a aprendizagem da ética em enfermagem não devem centrar-se apenas nas instituições de formação de enfermeiros, mas também nas áreas clínicas. Os enfermeiros seniores experientes devem servir de modelos e mentores para os estudantes e enfermeiros juniores, orientando o seu desenvolvimento na competência da tomada de decisões éticas e nas aptidões comportamentais no ambiente clínico. No entanto, existe um número limitado de enfermeiros seniores formados em muitas unidades de saúde pública na Gâmbia devido à elevada taxa de desgaste entre esta categoria de pessoal (Saho, 2011). Nesta situação, os estudantes e os enfermeiros inexperientes carecem de modelos para traduzir a teoria da ética e os valores aprendidos durante a formação para a prática quando se deparam com situações éticas reais.

O Código de Ética dos enfermeiros da Gâmbia exige que os enfermeiros sigam as directrizes das melhores práticas para garantir a qualidade dos cuidados prestados aos doentes. No entanto, as directrizes em matéria de cuidados de enfermagem são escassas em muitos estabelecimentos de saúde deste país. A maioria das unidades de saúde não fornece directrizes normalizadas sobre os vários procedimentos de enfermagem e, por vezes, o que é ensinado na instituição de formação não pode ser aplicado ao nível da unidade de saúde devido à falta de enfermeiros com formação e de equipamento. Por exemplo, os estudantes são ensinados a manter sempre a privacidade quando cuidam dos doentes, mas ao nível das unidades de saúde, muitas delas não dispõem de ecrãs suficientes. Os enfermeiros enfrentam um dilema na aplicação do código de ética devido a esta lacuna entre a teoria e a prática. A aprendizagem e a aplicação da ética são processos pessoais que acompanham sempre o trabalho quotidiano dos enfermeiros. Por conseguinte, também é necessário desenvolver uma pedagogia que integre esta experiência de auto-aprendizagem com a formação profissional, em que a ética seja vista como uma componente natural do trabalho dos enfermeiros e não como uma regra que devem seguir enquanto profissionais. É imperativo que os enfermeiros educadores e clínicos estejam na vanguarda não só do estabelecimento de uma base ética no currículo de enfermagem, mas também da imitação da forma como se deve comportar em ambientes profissionais e pessoais. Pode ser considerado um pensamento errado esperar que os estudantes ajam com virtude, se esses ensinamentos não forem também virtuosos.

Implementação do Código de Ética e Valores de Enfermagem na Gâmbia

Florence Nightingale contribuiu imensamente para o avanço da enfermagem como uma profissão honesta e ética que é apreciada atualmente (Hoyt, 2010). O "Compromisso Nightingale" foi o primeiro código de ética dos enfermeiros (American Nurses Association, 2015). A Gâmbia adaptou e modificou o Código de Deontologia dos Enfermeiros da ICN, tendo em conta os valores morais da sua sociedade. Este código de deontologia dos enfermeiros tem quatro elementos principais que definem as normas de conduta ética. Estes elementos do código deontológico dos enfermeiros são: os enfermeiros e o povo, os enfermeiros e a prática, os enfermeiros e a profissão de enfermeiro, e os enfermeiros e os colegas de trabalho. O primeiro elemento, relativo aos enfermeiros e às pessoas, afirma que a principal responsabilidade profissional do enfermeiro é para com as pessoas que necessitam de cuidados de enfermagem e que, ao prestar esses cuidados, o enfermeiro deve promover um ambiente em que sejam respeitados os direitos humanos, a privacidade, os valores, os costumes e as crenças espirituais do indivíduo, da família e da comunidade. Continua a afirmar que o enfermeiro deve atuar como defensor da equidade e da justiça social e demonstrar valores profissionais como o respeito, a capacidade de resposta, a compaixão, a fiabilidade e a integridade, tanto dentro como fora do seu local de trabalho. Os princípios éticos e o profissionalismo devem orientar a relação entre o enfermeiro e o cliente. No entanto, a prática deste elemento ético parece, infelizmente, escapar à maioria dos enfermeiros na Gâmbia. Para além do consentimento para as intervenções cirúrgicas, a maioria dos enfermeiros acredita que os procedimentos de enfermagem de rotina, como a monitorização dos sinais vitais, a preparação das camas e outros, não necessitam do consentimento do doente. A verdade é que a maioria dos enfermeiros não se preocupa com o consentimento dos clientes e pode não ser simpática quando comunica com eles e com os seus familiares. Num programa telefónico transmitido pela rádio Teranga FM na Gâmbia (2014), sobre as relações enfermeiro/doente, diferentes inquiridos e comentadores, a maioria dos quais declarou ter sofrido pessoalmente agressões por parte de enfermeiros, eram da opinião de que isso fazia de alguma forma parte da formação dos enfermeiros. Uma das participantes de um programa de rádio relatou que estava a gritar por ajuda enquanto sofria de dores de parto e a resposta que recebeu de uma das parteiras de um dos principais centros de saúde foi "está calada, gostaste enquanto o estavas a pôr aí". Poder-se-ia dizer rapidamente que talvez tenham encontrado enfermeiras charlatãs, mas isso seria simplesmente viver em negação. Se os gambianos estivessem mais conscientes dos seus direitos, muitos enfermeiros perderiam provavelmente as suas licenças de exercício da profissão.

A privacidade dos doentes também é comprometida em muitas áreas durante a prestação de cuidados de enfermagem. Por exemplo, algumas enfermarias de trabalho de parto em estabelecimentos públicos são iguais às enfermarias gerais, sem cubículos ou ecrãs para cada mulher em trabalho de parto. As mulheres que se encontram neste tipo de enfermaria podem ver os cuidados prestados a cada uma delas. Aguerd, Chaouqui, Haddadi e Tounssi (2001), em Marrocos, relataram resultados semelhantes, referindo que alguns dos problemas que dificultavam a prestação de cuidados de enfermagem de qualidade eram a falta de materiais necessários, a falta de diálogo entre o enfermeiro e o doente, o desrespeito das normas de privacidade por parte dos enfermeiros ao vestir-se e ao recolher amostras de urina e a negligência das regras na execução dos cuidados na área da comunicação, informação e bem-estar do doente. Estudos efectuados na Nigéria sobre a perceção da profissão de enfermeiro (John, 2007; Mohammad, 2008) também retrataram a imagem negativa estereotipada que o público tem dos enfermeiros.

Esta imagem pública negativa dos enfermeiros nos países africanos contrasta com a sondagem anual realizada nos Estados Unidos da América, que analisa as opiniões do público sobre várias profissões, e em que os enfermeiros foram considerados a profissão mais ética e honesta durante o 11th ano, com 81% dos inquiridos num inquérito Gallup a classificarem-nos como "muito elevados" ou "elevados". Um inquérito semelhante realizado na Grã-Bretanha produziu o mesmo resultado, tendo os enfermeiros sido classificados em primeiro lugar.

A prestação de cuidados promove a saúde mais do que a cura, o que a torna o aspeto central das actividades de enfermagem e o aspeto mais importante que os doentes valorizam e esperam. Infelizmente, muitos enfermeiros não estão conscientes dos princípios éticos que orientam a relação enfermeiro/paciente, nem se preocupam com os danos que essa conduta não profissional causa à profissão. Num estudo sobre as questões éticas encontradas pelos enfermeiros, Ulrich, Taylor, Soeken, O'Donnell, Farrar, Danis e Grady (2010) descobriram que mais de 60% dos enfermeiros identificaram os direitos dos pacientes, a autonomia e o consentimento informado como problemas frequentes ou diários. Outras questões comuns incluíam o planeamento de cuidados avançados, a tomada de decisões por substituição, a tomada de decisões em fim de vida e a violação da confidencialidade (Ulrich, Donnell, Taylor, Farrar, Danis & Grady, 2007). Pavlish, Brown-Saltzman, Hersh, Shirk e Rounkle (2011) exploraram as questões éticas, as acções e os arrependimentos dos enfermeiros e concluíram que a dor e o sofrimento desnecessários, a tomada de decisões difíceis e a desatenção à autonomia do doente eram problemáticos.

O segundo elemento do código de ética diz respeito à forma como o enfermeiro deve desempenhar a sua atividade. Salienta que o enfermeiro assume a responsabilidade pessoal e a responsabilização pela prática de enfermagem e pela manutenção da competência através da aprendizagem contínua e deve esforçar-se por promover e manter uma cultura de prática que promova o comportamento ético e o diálogo aberto. No entanto, devido à relutância do anterior governo da Gâmbia em construir uma universidade nacional, uma massa crítica de enfermeiros gambianos possui os certificados de enfermeiro registado e de enfermeiro inscrito e necessita de mais quantificação académica para uma progressão mais ampla na carreira académica. Os programas de licenciatura e de mestrado em enfermagem da Universidade da Gâmbia foram inaugurados em 1999 e 2009, respetivamente. Este facto criou atrasos e poucas oportunidades para os enfermeiros obterem graus superiores em enfermagem. Os próprios enfermeiros foram lentos a aderir ao ensino universitário, tal como outros profissionais de saúde. A formação contínua obrigatória como requisito para a renovação anual da licença dos enfermeiros não é aplicada pelo Conselho de Enfermeiros e Parteiras da Gâmbia, que serve de organismo regulador. Esta relutância dos enfermeiros em se inscreverem em programas universitários, associada a lapsos no regulamento de renovação da licença, limitou as oportunidades dos enfermeiros de progredirem academicamente, criando assim falta de conhecimentos sobre os princípios da ética e dos valores da enfermagem. Este facto abrandou invariavelmente o ritmo de melhoria da qualidade dos cuidados de enfermagem prestados no país. O nível educativo afecta a compreensão e a utilização adequadas dos conceitos mais actuais em enfermagem, como a ética de enfermagem, o processo de enfermagem, a prática baseada em provas, as melhores práticas, a prática avançada de enfermagem e a prática reflexiva, que se destinam a melhorar a qualidade dos cuidados prestados pelos enfermeiros a nível mundial. Todos estes factores têm um impacto negativo na implementação do segundo elemento e dos princípios do código de ética e valores pelos enfermeiros na Gâmbia.

O terceiro elemento do código deontológico dos enfermeiros da Gâmbia diz respeito ao desenvolvimento e à manutenção da integridade da profissão de enfermeiro. Este elemento determina que o enfermeiro deve assumir o papel principal na determinação e implementação de padrões aceitáveis de prática, gestão, investigação e educação em enfermagem clínica e deve ser ativo no desenvolvimento de um núcleo de conhecimentos profissionais baseados na investigação que apoie a prática baseada em provas. O enfermeiro, agindo através da organização profissional, participa na criação de um ambiente de prática positivo e na manutenção de condições de trabalho sociais e económicas seguras e equitativas na enfermagem. No entanto, o problema da marginalização do género é muito acentuado na enfermagem, uma vez que a grande maioria dos enfermeiros é do sexo feminino. De acordo com Ojo (2010), a enfermagem tem pouca voz nos níveis de gestão do sistema de prestação de cuidados de saúde, o que dificulta a introdução e a implementação de ideias, métodos e estratégias novas e benéficas nos cuidados de enfermagem, impedindo assim o desenvolvimento da enfermagem e a qualidade dos cuidados prestados. A associação profissional dos enfermeiros - National Association of Gambian Nurses and Midwives (NAGNM) - centra-se mais no bem-estar dos seus membros em detrimento do desenvolvimento, da manutenção e do controlo da aplicação da ética e das normas de prática de enfermagem.

O quarto elemento do código de ética descreve a forma como o enfermeiro se deve relacionar com os colegas de trabalho. O enfermeiro mantém uma relação de colaboração e respeito com os colegas de trabalho em enfermagem e noutras áreas, mas também deve tomar medidas adequadas para salvaguardar os indivíduos, as famílias e as comunidades quando a sua saúde é posta em perigo por um colega de trabalho ou qualquer outra pessoa. Para além da relação enfermeiro/doente, o profissionalismo está manifestamente ausente nas relações entre os enfermeiros e outros profissionais e, o que é mais preocupante, na formação dos enfermeiros. A perceção social da enfermagem como uma profissão dependente da medicina marginaliza o enfermeiro como um profissional médico ou paramédico vital (Ojo, 2010). Além disso, uma percentagem considerável de enfermeiros continua a ser formada em escolas de enfermagem que promovem a subserviência total aos médicos. Dar o tratamento ordenado pelo médico é uma mensagem comum para os estudantes de enfermagem nestas instituições de formação. Na sua análise da habitabilidade moral do ambiente de trabalho dos enfermeiros, Peter, Macfarlane e O'Brien-Pallas (2004) encontraram provas de ambientes opressivos, de sofrimento moral e de expectativas de papel pouco claras e esmagadoras. Esta ideologia é gravada e forçada na mente dos estudantes dessa profissão, ao ponto de a ideologia se tornar a sua identidade, definir o seu comportamento e modo de ação. Os enfermeiros são treinados para serem 'conformistas' e entram no mercado de trabalho com uma 'mentalidade de escravo', não querendo e não podendo fazer frente a outros profissionais que foram 'radicalizados' a partir da universidade. Os enfermeiros estão dispostos a fazer ou a aceitar tudo o que lhes é proposto. Mesmo quando se irritam, só se queixam em segredo, incapazes de lutar pelos seus direitos. Por sua vez, estes enfermeiros podem dirigir a sua raiva e frustração intrínsecas para os seus colegas ou estudantes mais novos e formá-los exatamente da mesma forma que foram formados. Nasce assim uma nova geração de "conformistas". A situação não é melhor na função pública, onde os enfermeiros superiores têm uma forma de desmoralizar os seus subordinados. Alguns chegam ao ponto de pôr os seus enfermeiros à frente de outros profissionais. Não são capazes de defender nem de defender um colega mais novo. Por conseguinte, para garantir que os enfermeiros sejam capazes de tomar medidas adequadas para salvaguardar os indivíduos, as famílias e as comunidades quando a sua saúde é posta em perigo por um colega de trabalho ou por qualquer outra pessoa, tal como está consagrado no quarto elemento do código deontológico, o modo de formação dos enfermeiros deve ser radicalmente alterado. A enfermagem é uma profissão de pleno direito e não deve estar sujeita ao controlo de outra profissão. A enfermagem tem o seu próprio corpo de conhecimentos e normas profissionais e cada enfermeiro deve fazer tudo o que estiver ao seu alcance para defender a profissão e proteger a sua imagem. Esta ideologia deve ser inculcada desde o primeiro dia de formação de cada enfermeiro. Sempre que a profissão for ameaçada, os enfermeiros devem unir-se e lutar. Os educadores, profissionais e líderes de enfermagem devem criar enfermeiros "reformistas" em vez de enfermeiros "conformistas". Os enfermeiros reformistas terão o ímpeto de desafiar o "status quo", quebrar velhos limites, estabelecer novos marcos e defender a ética da profissão.

Resumo e conclusão

A ética de enfermagem no ensino tem uma concorrência imensa com programas de enfermagem já repletos de conteúdos. Os conceitos de ética e valores de enfermagem estão contidos apenas nos cursos introdutórios do currículo de enfermagem na Gâmbia, o que não é suficiente para os estudantes dominarem os princípios éticos da profissão de enfermagem. Muitos enfermeiros educadores e clínicos não estão familiarizados com o código de ética de enfermagem. As aulas sobre ética e valores de enfermagem são, na sua maioria, leccionadas por professores convidados, utilizando o método de ensino de discussão de aulas e são geralmente abordadas em apenas uma ou duas sessões de aulas. O ensino da ética e dos valores de enfermagem a nível clínico é deficiente devido ao número limitado de enfermeiros seniores com formação para servirem de mentores e supervisores dos estudantes e dos enfermeiros em formação. A maioria dos estabelecimentos de saúde não fornece directrizes normalizadas sobre os vários procedimentos de enfermagem e, por vezes, o que é ensinado na instituição de formação não pode ser aplicado a nível dos estabelecimentos de saúde devido à falta de enfermeiros formados e de equipamento. O baixo estatuto e o estilo conformista da formação dos enfermeiros impedem a aplicação efectiva do código deontológico e dos valores de enfermagem entre os enfermeiros profissionais da Gâmbia.

Em conclusão, o ensino e a implementação do código de ética e valores na profissão de enfermeiro são inadequados, o que pode ter um impacto negativo na qualidade dos cuidados de enfermagem e resultar num risco acrescido de litígio legal para os enfermeiros na Gâmbia.

Recomendações

Para melhorar o nível de ensino e de aplicação da ética e dos valores de enfermagem na Gâmbia, são apresentadas as seguintes recomendações:

- O currículo de enfermagem das instituições de formação de enfermeiros na Gâmbia deve ser revisto de modo a integrar de forma criativa a ética e os valores de enfermagem em todos os cursos.
- Os educadores de enfermagem devem ser obrigados a desenvolver as competências necessárias para ensinar a ética e os valores de enfermagem através da formação para o desenvolvimento profissional.
- Deverão ser utilizadas combinações de métodos de ensino que promovam a aplicação dos conceitos e princípios do código deontológico em todos os programas de formação de enfermeiros.
- É essencial que os regulamentos de licenciamento de enfermagem definam claramente os requisitos da educação ética num programa de enfermagem.
- É necessário que mais enfermeiros seniores recebam formação sobre ética e valores de enfermagem e que sejam mantidos como mentores e supervisores de estudantes e enfermeiros juniores nas áreas clínicas.
- A formação colaborativa de enfermeiros educadores e clínicos sobre os princípios da ética e dos valores de enfermagem deve ser aplicada de modo a colmatar o fosso entre a teoria e a prática.
- Devem ser elaboradas directrizes normalizadas e tornadas acessíveis a todos os enfermeiros para orientar as acções de enfermagem.
- O estilo de formação dos enfermeiros na Gâmbia deve ser revolucionado de modo a criar enfermeiros 'reformistas' em vez de 'conformistas' que possam desafiar o 'status quo', quebrar velhos limites, estabelecer novos marcos e defender a ética da profissão.

Quando estes objectivos forem alcançados, espera-se que o ensino e a implementação do Código de Ética e Valores de Enfermagem para a promoção de reformas e normas na Profissão de Enfermagem na Gâmbia sejam não só melhorados como também assegurados.

Capítulo 2

UTILIZAÇÃO DA TEORIA DE ENFERMAGEM NA LIDERANÇA EM ENFERMAGEM PARA MELHORAR A QUALIDADE DOS CUIDADOS PRESTADOS AOS DOENTES

INTRODUÇÃO

A prática de enfermagem deve basear-se em teorias de enfermagem. É isto que faz da disciplina de enfermagem uma profissão. As teorias de enfermagem fornecem direção e orientação para estruturar a prática profissional de enfermagem, a educação e a investigação. As teorias de enfermagem também diferenciam o foco da enfermagem de outras profissões. Servem para orientar a avaliação, a intervenção e a avaliação dos cuidados de enfermagem. Fornecem uma fundamentação para a recolha de dados fiáveis e válidos sobre o estado de saúde dos clientes, que são essenciais para uma tomada de decisão e implementação eficazes. Ajudam a estabelecer critérios para medir a qualidade dos cuidados de enfermagem. Ajudam a construir uma terminologia de enfermagem comum a utilizar na comunicação com outros profissionais de saúde. Por último, as teorias de enfermagem reforçam a autonomia da enfermagem, definindo as suas próprias funções independentes.

Além disso, as iniciativas de segurança e qualidade dos doentes continuam a exigir que os enfermeiros exerçam a sua atividade num quadro de profissionalismo. Uma prática sólida baseada em evidências, tal como a utilização de modelos e teorias de enfermagem, faz avançar a prática global da administração de enfermagem. Os enfermeiros líderes orientados por uma prática conceptualizada têm a oportunidade de transformar os cuidados de saúde (American Nurses' Association, 2009).

De acordo com Roussel (2012), existem seis objectivos para melhorar os cuidados de enfermagem: tornar os cuidados de enfermagem seguros, eficazes, centrados no doente, atempados, eficientes e equitativos. Ninguém deve ser prejudicado em resultado da intervenção de enfermagem e os cuidados de enfermagem devem corresponder à ciência, sem subutilização nem sobreutilização dos melhores recursos disponíveis, para que sejam eficazes.

No entanto, a realização destes objectivos de cuidados de enfermagem necessita de uma liderança de enfermagem bem orientada. O enquadramento da prática administrativa de enfermagem exige uma reformulação das várias funções, papéis e responsabilidades de um enfermeiro administrador. As mudanças no panorama da saúde, tais como as novas tecnologias, o aumento da diversidade nos locais de trabalho, uma maior responsabilização pela prática e um novo enfoque espiritual na ligação entre a mente e o corpo, exigem criatividade e uma liderança inovadora que utilize como guia as teorias de gestão e de enfermagem (Alligood & Tomey, 2002). As preocupações com a produtividade e os custos continuam a ser importantes. No entanto, a segurança, a qualidade das relações e o ambiente de cura merecem igual ou maior atenção. Teorias sólidas de enfermagem e gestão, juntamente com práticas de gestão baseadas em provas, equipam o enfermeiro líder com as ferramentas necessárias para promover uma cultura de tomada de decisões em colaboração e resultados positivos para os doentes e o pessoal (George, 2005).

Por conseguinte, o objetivo deste relatório é debater a forma como os enfermeiros líderes podem utilizar as teorias para melhorar os resultados dos doentes e do pessoal.

UTILIZAÇÃO DE THOERIES DE ENFERMAGEM POR ENFERMEIROS LÍDERES A NÍVEL DE ENFERMARIA PARA MELHORAR A QUALIDADE DOS CUIDADOS PRESTADOS AOS DOENTES

A liderança pode ser definida como um processo multifacetado de identificação de um objetivo ou meta, motivando outras pessoas a agir e fornecendo apoio e motivação para atingir objectivos mutuamente negociados (Porter-O'Grady, 2003). Na vida quotidiana de um enfermeiro sénior numa enfermaria, isto pode referir-se à coordenação do turno diurno/noturno e da equipa de enfermeiros e pessoal de apoio de serviço sob a direção desse enfermeiro. O bom funcionamento do turno, o moral do pessoal e a gestão de situações difíceis ou desafiantes dependem em grande medida das capacidades de liderança do enfermeiro sénior.

Os líderes eficazes devem utilizar processos de resolução de problemas, manter a eficácia do grupo e desenvolver a identificação do grupo. Devem também ser dinâmicos, apaixonados, ter uma influência motivadora sobre as outras pessoas, centrar-se nas soluções e procurar inspirar os outros (Croyle,

2005). Os enfermeiros seniores devem aplicar estas características ao seu trabalho, a fim de ganhar o respeito e a confiança dos membros da equipa, liderar o desenvolvimento da prática clínica e melhorar a qualidade dos cuidados prestados aos doentes. Ao demonstrarem um estilo de liderança eficaz, estes enfermeiros estarão numa posição poderosa para influenciar o desenvolvimento bem sucedido de outro pessoal, assegurando que os padrões profissionais são mantidos e permitindo o crescimento de profissionais competentes. Num estudo realizado por Bondas (2006), os líderes que eram descritos como forças motrizes eram admirados. Foram considerados como uma fonte de inspiração e modelos para os futuros enfermeiros líderes.

A função de liderança para os enfermeiros seniores consiste essencialmente no seguinte: resolução de problemas, supervisão, modelação de papéis, tomada de decisões; delegação adequada, resolução de conflitos e motivação do pessoal. Para efeitos do presente debate, a utilização de teorias para orientar a implementação de cada uma destas funções de liderança é apresentada da seguinte forma:

Resolução de problemas

O enfermeiro responsável pela enfermaria, no desempenho da sua função de identificação e resolução de problemas, pode utilizar o processo de enfermagem como guia. O problema pode estar relacionado com o doente, com a equipa ou com o trabalho. O processo de enfermagem é uma abordagem de resolução de problemas que permite ao enfermeiro líder identificar e resolver os problemas dos doentes e do pessoal de uma forma científica. O objetivo do processo de enfermagem é aliviar, minimizar ou prevenir problemas reais ou potenciais. Este processo requer as competências de pensamento crítico (Shirey, 2006). As 5 etapas/componentes do processo de enfermagem são a avaliação, o diagnóstico de enfermagem, o planeamento, a implementação e a avaliação. Inicialmente, as etapas são seguidas em sequência. Após o início do processo, este torna-se num ciclo contínuo. O enfermeiro líder deve ser capaz de definir o problema (comparar a situação atual com a condição ideal), analisar as causas do problema (de todos os ângulos), gerar potenciais soluções (brainstorming), selecionar e planear soluções, implementar soluções e avaliar a solução. Por exemplo, o enfermeiro chefe pode utilizar o processo de enfermagem para avaliar a competência dos auxiliares de enfermagem na monitorização dos sinais vitais dos doentes e, com base nos resultados desta avaliação, pode planear, implementar e avaliar um programa de formação sobre sinais vitais para este pessoal subalterno. Isto, por sua vez, ajudará a melhorar os cuidados prestados aos doentes. Em termos das necessidades dos doentes, o enfermeiro chefe pode também utilizar as suas competências de avaliação para identificar os problemas reais e potenciais dos doentes, planear uma intervenção e delegar adequadamente para satisfazer as necessidades dos doentes.

Supervisão e modelação de papéis

A supervisão consiste em fazer o trabalho através dos outros. Uma boa supervisão deve incluir a confiança pessoal, o respeito e a segurança entre a equipa, os doentes e o Enfermeiro Responsável. Este tipo de boa supervisão resultará num maior desejo de trabalhar por parte do pessoal e na adesão às recomendações médicas por parte dos doentes. Por um lado, a pressão exercida sobre o supervisor pelo facto de a direção querer que o trabalho seja feito sem problemas e, por outro lado, a necessidade de supervisionar o pessoal para melhorar a qualidade dos cuidados sem o desmotivar. Isto exige que o enfermeiro líder utilize um guia científico, como as teorias de supervisão.

A Teoria Cognitivo-Comportamental da Supervisão (Liese &Beck, 1997) pode ser utilizada como guia pelo Enfermeiro Chefe. Esta teoria pressupõe que o supervisado (pessoal júnior) afectará o doente através dos seus pensamentos sobre si próprio e do que está nas suas expectativas ((Hayes, Corey, & Moulton, 2003). O supervisor deve querer familiarizar-se com o supervisado e saber quem ele é e como processa ideias e pensamentos. Uma tarefa importante para o supervisor cognitivo-comportamental é ensinar as técnicas da orientação teórica. A supervisão cognitivo-comportamental faz uso de cognições e comportamentos observáveis - particularmente da identidade profissional do supervisionado e da sua reação ao paciente (Hayes, Corey, & Moulton, 2003).

O Enfermeiro Líder, enquanto supervisor, utiliza vários métodos para ajudar o supervisado (doente e equipa) a aprender. Alguns destes métodos incluem: "demonstrar e encorajar a utilização de novas competências através de jogos de papéis, modelação, fornecimento de literatura educacional relevante, orientação no tratamento e direção nas intervenções terapêuticas, e possuir os conhecimentos relevantes, competências clínicas e capacidade de ensino" (Lambers, 2000). O supervisor também utilizará sessões de áudio e vídeo para rever com o supervisando para ajudar na "avaliação, concetualização e competências de tratamento" (Sloan et al., 2000). Isto permite que o supervisado utilize as competências que já possui, ao mesmo tempo que as expande através da experiência do supervisor. Isto ajudará a desenvolver as competências do pessoal de enfermagem, o que se traduz numa melhor qualidade dos cuidados prestados aos doentes. A supervisão dos doentes através desta teoria também ajudará a melhorar o autocuidado.

Tomada de decisões e delegação

A delegação é o processo de atribuir parte ou a totalidade da responsabilidade de uma pessoa a outra pessoa ou pessoas. A delegação é uma competência de gestão eficaz através da qual os enfermeiros líderes conseguem que o trabalho seja feito através dos empregados. O objetivo da delegação é a eficiência; nenhuma pessoa pode fazer todo o trabalho que tem de ser feito; por conseguinte, algum trabalho tem de ser passado ou delegado a outros. No entanto, é preciso ter em conta que, mesmo quando uma atividade é delegada a outra pessoa, a responsabilidade final por essa atividade continua a pertencer ao enfermeiro chefe (ou seja, à pessoa que delegou a atividade). Isto exige que se tome a decisão correcta ao delegar (Gebrekidan, 2005). O procedimento correto deve ser delegado às pessoas certas, com as competências certas, para que os cuidados aos doentes sejam de qualidade. Por conseguinte, o enfermeiro líder pode utilizar o processo de enfermagem para tomar decisões sobre a delegação. Os passos lógicos na tomada de decisões incluem a investigação da situação para identificar um problema, diagnosticar a causa, identificar o objetivo do problema, desenvolver decisões alternativas, avaliar as decisões alternativas e escolher a mais adequada, implementar a decisão escolhida e fazer o acompanhamento.

Resolução de conflitos

O conflito é inevitável nas organizações humanas. Nas organizações de cuidados de saúde, o potencial de conflito é maior porque, nestes contextos, os indivíduos têm de lidar com questões de vida ou de morte; têm de funcionar de forma independente e interdependente num sistema que contém uma considerável ambiguidade de papéis e linhas de autoridade complexas. Os profissionais de saúde também precisam de ser altamente qualificados, tanto em áreas técnicas como em relações humanas. Outras organizações podem exigir qualidades semelhantes aos indivíduos, mas raramente na mesma medida em que são exigidas aos profissionais de saúde como os enfermeiros. Estas exigências impostas aos enfermeiros tornam os conflitos inevitáveis. O conflito pode ocorrer entre enfermeiros, entre enfermeiros e outros prestadores de cuidados de saúde ou entre enfermeiros e doentes ou familiares dos doentes. Para criar um ambiente terapêutico e assegurar a satisfação dos doentes, o enfermeiro chefe deve ser capaz de identificar as fontes de conflito e assegurar uma intervenção adequada e atempada. Ao fazê-lo, o enfermeiro líder pode utilizar a Teoria da Resolução de Conflitos de Filley (1975), que fornece um quadro que ajuda a explicar como e porquê o conflito ocorre e, em última análise, como se pode minimizar o conflito ou resolvê-lo com o mínimo de consequências negativas. Filley argumenta que o processo de resolução de conflitos passa por seis etapas: condições antecedentes, conflito percepcionado, conflito sentido, comportamento manifesto, resolução ou supressão de conflitos e consequências da resolução. Um enfermeiro líder que utilize esta teoria será capaz de identificar os antecedentes dos conflitos e geri-los antes de se transformarem em conflitos efectivos, criando assim um ambiente pacífico em que a qualidade dos cuidados prestados aos doentes pode ser assegurada.

Motivação

A motivação é indiscutivelmente importante nas enfermarias de cuidados de saúde porque, tal como em qualquer outra organização, é necessário que as pessoas funcionem eficazmente para poderem prestar cuidados adequados aos doentes. Isto implica que a liderança em enfermagem deve motivar as pessoas qualificadas que procuram emprego na instituição/unidade de saúde a permanecerem no seu posto de trabalho. A rotatividade contínua significa custos contínuos de recrutamento e formação, inconvenientes e perturbação das funções do pessoal. Uma função de liderança consiste em despertar, excitar ou influenciar outra pessoa a comportar-se num determinado papel ou a realizar uma ação que essa pessoa não faria normalmente. O pessoal altamente motivado está ansioso por prestar os melhores cuidados aos doentes. Por conseguinte, o enfermeiro líder de uma enfermaria, no seu desejo de melhorar os cuidados prestados aos doentes, pode utilizar a hierarquia das necessidades de Maslow para motivar tanto o pessoal como os doentes a atingirem os objectivos dos cuidados de enfermagem padrão.

De acordo com a Teoria da Hierarquia das Necessidades (Maslow; 1943; 1954), uma necessidade de nível inferior é um pré-requisito ou controla o comportamento até ser satisfeita e, em seguida, a necessidade superior seguinte estimula e orienta o comportamento. A hierarquia, do nível mais baixo para o mais alto, é a seguinte (a) necessidades fisiológicas (por exemplo, fome, sede), (b) necessidades de segurança (ou seja, segurança corporal), (c) necessidade de amor e sentimento de pertença (por exemplo, amizade, afeto, amor), e (d) necessidade de autoestima (por exemplo, reconhecimento, apreciação, auto-respeito) e (e) auto-realização (por exemplo, desenvolvimento de todo o potencial). A teoria das necessidades de Maslow é frequentemente utilizada na enfermagem para explicar o comportamento humano. As necessidades de um doente são vistas por esta ordem hierárquica, sendo os cuidados de enfermagem direccionados para a satisfação das necessidades de nível inferior, antes de se abordarem as necessidades superiores.

Conclusão

As teorias de enfermagem orientam a prática de enfermagem e geram novos conhecimentos de enfermagem. Ajudam a descrever ou explicar a enfermagem como profissão. A utilização das teorias de enfermagem pelos enfermeiros líderes no desempenho das suas funções de liderança permite-lhes saber o que estão a fazer e porque o fazem, criando assim um caminho claro para a qualidade dos cuidados prestados aos doentes. O estudo e a utilização da teoria de enfermagem na prática de enfermagem devem ter raízes na prática quotidiana dos enfermeiros líderes.

Capítulo 3

MÉTODOS DE FINANCIAMENTO DOS CUIDADOS DE SAÚDE E REALIZAÇÕES RELATIVAS AOS OBJECTIVOS DA POLÍTICA NACIONAL DE SAÚDE DA GÂMBIA

INTRODUÇÃO

O financiamento da saúde fornece os recursos e os incentivos económicos para o funcionamento dos sistemas de saúde e é um fator determinante do desempenho do sistema de saúde em termos de equidade, eficiência e resultados sanitários. Alsan, Bloom e Canning (2006) argumentaram que a forma como um país financia o seu sistema de saúde é um fator determinante da saúde dos seus cidadãos. Olakunde (2012) acrescentou que a seleção de um método ou métodos adequados e eficientes de financiamento, para além da estrutura organizacional de prestação de serviços de saúde, é essencial para que um país possa alcançar o seu objetivo nacional de saúde, que consiste em proporcionar saúde a todos.

A saúde é cada vez mais reconhecida como um aspeto fundamental do desenvolvimento humano e económico em África e os países estão a aumentar o investimento em acções e reformas destinadas a melhorar os resultados no domínio da saúde (Musango, Elovainio, Nabyonga & Toure, 2013). A vontade política dos líderes nacionais de colocar a saúde na vanguarda do desenvolvimento foi reiterada a nível continental através de acções como a Declaração de Abuja de 2001 sobre o aumento do financiamento público para a saúde, a Declaração de Adis Abeba de 2006 sobre a saúde comunitária na região africana, a Declaração de Ouagadougou de 2008 sobre os cuidados de saúde primários e os sistemas de saúde em África e a Declaração de Túnis de 2012 sobre a otimização dos recursos, a sustentabilidade e a responsabilização no sector da saúde (OMS, 2012).

A política de saúde da Gâmbia revela um empenhamento semelhante no sentido de melhorar a saúde da população. O tema "saúde é riqueza" é a filosofia atual da política nacional de saúde da Gâmbia (MOHSW, 2012-2020). Esta baseia-se na realidade de que uma população saudável contribui para melhorar a produtividade, aumentar os produtos internos brutos e o crescimento sustentado e o equilíbrio social global. A visão desta política é fornecer serviços de saúde de qualidade e acessíveis para todos até 2020, enquanto a sua missão é promover e proteger a saúde da população da Gâmbia através da prestação equitativa de cuidados de saúde de qualidade.

No entanto, a filosofia, a missão e a visão acima mencionadas da política de cuidados de saúde da Gâmbia ainda não se traduziram em resultados positivos para a saúde. Apesar do programa de serviços de saúde materno-infantil gratuitos na Gâmbia, os objectivos de desenvolvimento do milénio sobre a redução da mortalidade materna e infantil não puderam ser alcançados pela Gâmbia. De acordo com o relatório de contagem decrescente para 2015 sobre a sobrevivência materna, neonatal e infantil (Maternal, New-born & Child Health Organisation, 2015), a taxa de mortalidade de menores de cinco anos na Gâmbia era de 69/1000, enquanto a mortalidade materna era de 433/100.000 nados-vivos. Este relatório também revelou um baixo número de assistentes de parto qualificados nos partos (57%) e uma procura de planeamento familiar de 13%. Além disso, também se verificaram desigualdades socioeconómicas na cobertura, bem patentes na assistência qualificada ao parto, que era de 40% para os mais pobres e de 90% para os mais ricos, e na procura de planeamento familiar, que era de 10% para os mais pobres e de 50% para os mais ricos.

Em 2007, o Governo da Gâmbia aboliu todas as taxas de utilização dos serviços de maternidade. Infelizmente, esta medida ainda não se traduziu num aumento do financiamento para repor as receitas perdidas com essas taxas, criando um défice de receitas para o sector da saúde. A falta de medicamentos essenciais e de dispositivos que salvam vidas é um fenómeno comum na maioria das instituições de saúde pública da Gâmbia. Uma constatação surpreendente de um estudo realizado sobre a disponibilidade e a qualidade dos cuidados obstétricos de urgência no principal hospital de referência da Gâmbia: testemunhos de mulheres utilizadoras (Cham, Sundby & Vangen, 2009), é o custo enorme que implica a obtenção do tratamento obstétrico necessário. Mais de dois terços (68%) dos custos foram custos indirectos, como a transfusão de sangue, a compra de medicamentos essenciais como o sulfato de magnésio (MgSo4) e material médico como luvas que o hospital não tem. Quase todas as mulheres deste estudo, os familiares ou amigos que as acompanhavam não tinham o dinheiro necessário para pagar os medicamentos prescritos ou o dador de sangue. Em vez disso, regressavam às suas casas para angariar mais dinheiro, um processo que adiava o acesso ao tratamento definitivo, o que pode ter sérias implicações para os resultados da saúde materna e fetal. Os custos elevados e imprevisíveis dos tratamentos revelados tornam mais difícil poupar dinheiro para os cuidados de emergência e podem potencialmente servir como um forte fator de dissuasão da procura de cuidados obstétricos futuros, mesmo em situações de emergência, especialmente entre as mulheres pobres. Estas carências evidenciam as dificuldades operacionais dos hospitais nacionais, mas num contexto mais vasto espelham um financiamento inadequado do sistema de saúde. Este facto é evidenciado pela atual falta de políticas sobre o financiamento dos cuidados de saúde, mesmo com o aumento das despesas com a saúde. Por conseguinte, conseguir um sistema de financiamento dos cuidados de saúde bem sucedido continua a ser um desafio na Gâmbia. A presente análise baseia-se na literatura disponível e relevante para fornecer uma análise do estado do financiamento dos cuidados de saúde públicos e dos seus défices no cumprimento dos objectivos da política de cuidados de saúde relativa à redução da mortalidade materna e infantil na Gâmbia.

INFORMAÇÕES GERAIS SOBRE A GÂMBIA

A Gâmbia está situada na costa ocidental africana e estende-se cerca de 400 km para o interior, com uma densidade populacional de 125 pessoas por quilómetro quadrado. É banhada a norte, sul e leste pela República do Senegal e a oeste pelo Oceano Atlântico.

De acordo com as estimativas de julho da Central Intelligence Agency (CIA, 2015), a população está estimada em 1.967.709 habitantes, com uma taxa de crescimento anual de 2,74%. Segundo o recenseamento da população e da habitação de 2003 (National Bureau of Statistics, 2003), cerca de 60% da população vive na zona rural e as mulheres constituem 51% da população total. A taxa bruta de natalidade é de 46 por 1000 habitantes e a taxa bruta de mortalidade é de 7,15 por 1000 habitantes (CIA, 2015). A taxa de fertilidade total é de 5,4 nascimentos por mulher e este elevado nível de fertilidade resultou numa estrutura populacional muito jovem. Cerca de 38,31% da população tem menos de 15 anos e 20,81% tem entre 15 e 24 anos (ver figura 1). A esperança de vida à nascença é de 64,61 anos (CIA, 2015).

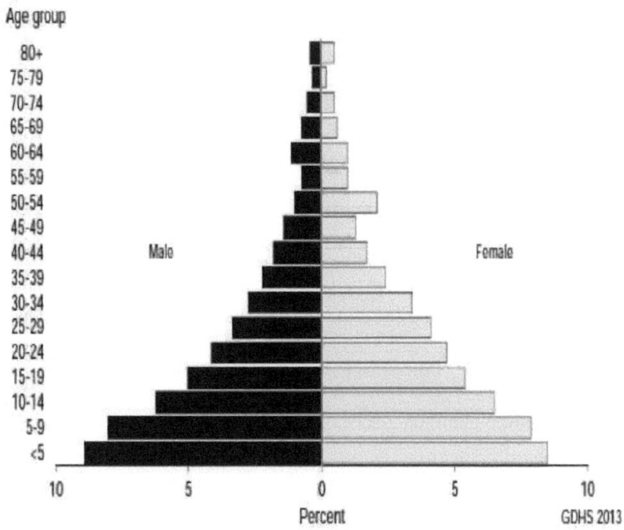

Figura 1: Pirâmide populacional da Gâmbia

Fonte: Gabinete de Estatísticas da Gâmbia, Inquérito Demográfico e de Saúde, 2013

A prevalência dos contraceptivos é de 9% e a despesa total com a saúde é de 6% do produto interno bruto (PIB) (CIA, 2013). As taxas de mortalidade materna e infantil da Gâmbia são de 433/100 000 e 81/1000 nados-vivos, respetivamente (Gabinete de Estatística da Gâmbia e UNICEF, 2012).

À semelhança de muitos países africanos, as doenças transmissíveis como a malária, a pneumonia, as doenças diarreicas e a tuberculose continuam a ser uma preocupação de saúde pública na Gâmbia. De acordo com o relatório do Ministério da Saúde e da Política de Segurança Social (MOHSW, 2009), as doenças diarreicas dos menores de cinco anos representaram 19,5% e a pneumonia 16,4% do total de consultas externas em 2009. A taxa de prevalência do VIH/SIDA é de 1,6% para o VIH 1 e de 0,4% para o VIH2 (Sentinel Surveillance, 2008).

A subnutrição é também um problema grave na Gâmbia. O inquérito de indicadores múltiplos de

2010 (Gabinete de Estatística da Gâmbia e UNICEF, 2012) indicou 30,2% de atraso de crescimento, 11,6% de emaciação e 21,6% de peso insuficiente.

No entanto, as doenças crónicas estão também a tornar-se uma preocupação de saúde pública com uma prevalência de diabetes mellitus de 1% da população e 16% das mulheres urbanas são obesas em comparação com apenas 1% das mulheres rurais (OMS, 2008).

A pobreza global é de 55%, com uma diferença de pobreza de 25,9% e uma gravidade da pobreza de 14,3%. No entanto, há uma variação regional com um incidente de pobreza rural de 63% e um incidente urbano de 57% (MOHSW, 2012). No entanto, houve um aumento na cobertura nacional de crianças totalmente imunizadas de 79,6% para menores de um ano, 84,9% para menores de dois anos e a cobertura geral é superior a 90% para todos os antigénios (Programa Alargado de Imunização, 2010).

PRINCIPAIS OBJECTIVOS DA POLÍTICA DE SAÚDE DA GÂMBIA

O Quadro da Política Nacional de Saúde, 2007-2020, "Saúde é Riqueza", procura dar resposta aos desejos de saúde comuns da população através de uma série de iniciativas tanto na área dos serviços de saúde preventivos como curativos. A prestação de serviços de saúde de qualidade e a preços acessíveis para todos os que tenham um rendimento per capita de 1 500 USD até 2020 é a visão desta política de saúde. A missão consiste em promover e proteger a saúde da população através da prestação equitativa de cuidados de saúde de qualidade. Procura promover a equidade no acesso e a acessibilidade dos preços de serviços de qualidade, manter a ética e as normas, promover reformas do sistema de saúde e melhorar a retenção do pessoal e a satisfação dos clientes.

Os principais objectivos da política de saúde são:

1. Reduzir a taxa de mortalidade infantil de 75 por 1000 para 28 por 1000 até 2015
2. Reduzir a taxa de mortalidade de menores de 5 anos de 99 por 1000 para 4 por 1000 até 2015
3. Reduzir o rácio de mortalidade materna de 730 por 100.000 para 150 por 100.000 até 2015
4. Aumentar a esperança de vida a nível nacional de 63,4 para 69 anos até 2015

5. Aumentar a esperança de vida das mulheres de 65 para 70 anos até 2015

6. Aumentar a esperança de vida dos homens de 62,4 anos para 68 anos até 2015

7. Reduzir a incidência da malária em 50 por cento até 2015

8. Reduzir a prevalência do VIH/SIDA (VIH 1 de 1,1% para 0,5% e VIH 2 de 0,7% para 0,1% até 2015)

9. Reduzir a taxa de fertilidade total de 5,4 para 4,6 até 2015

10. Reduzir a taxa de incidência da tuberculose de 120 por 100.000 para 60 por 100.000 até 2015

11. . Reduzir a morbilidade devida a doenças não transmissíveis em 10% até 2015 (base 2007)

12. Reduzir a morbilidade devida a outras doenças transmissíveis em 50 por cento (base 2007).

Os objectivos acima mencionados da política de saúde da Gâmbia baseiam-se nos Objectivos de Desenvolvimento do Milénio (ODM) relativos à saúde. Apesar do empenho da Gâmbia em atingir os ODM, a maioria dos objectivos da política não pôde ser alcançada. Por exemplo, apesar de terem sido registados progressos na melhoria da saúde materna e infantil, estes não foram distribuídos uniformemente por todo o país.

As disparidades entre os pobres e os ricos e entre as regiões urbanas e rurais foram claramente marcadas, mostrando a falta de equidade no acesso a cuidados de qualidade, tal como previsto na política.

As taxas de mortalidade infantil são indicadores importantes do desenvolvimento socioeconómico e da qualidade de vida de um país, bem como do estado de saúde da população. As análises das medidas de mortalidade são úteis para identificar direcções promissoras para a saúde e melhorar os esforços de sobrevivência infantil. As taxas de mortalidade infantil são utilizadas para monitorizar o progresso de um país em relação ao Objetivo de Desenvolvimento do Milénio (ODM) 4, que visa uma redução de dois terços da mortalidade infantil até ao ano 2015 (Programa das Nações Unidas para o Desenvolvimento, 2013).

A redução da mortalidade de menores de cinco anos de 135 mortes por 1000 nados-vivos para 99 mortes por 1000 nados-vivos durante o período intercensitário (1993-2003) (Gabinete de Estatística da Gâmbia, 1993; 2003) manifesta-se em todas as regiões, uma vez que se registaram melhorias significativas na taxa de mortalidade de menores de cinco anos em todas as regiões. As tendências de mortalidade também foram examinadas através da comparação dos dados do Inquérito Demográfico e de Saúde de 2013 (Gabinete de Estatística da Gâmbia, 2013) com os dados do Inquérito de Indicadores Múltiplos de 2010 (Gabinete de Estatística da Gâmbia e UNICEF, 2012). Os dados mostram que, entre 2010 e 2013, a mortalidade infantil diminuiu de 81 mortes por 1.000 nados-vivos para 34 mortes por 1.000 nados-vivos. Durante o mesmo período, a mortalidade de menores de 5 anos diminuiu de 109 mortes por 1.000 nados-vivos para 54 mortes por 1.000 nados-vivos.

No entanto, há que ter cuidado ao comparar taxas de diferentes inquéritos. Em particular, os erros de amostragem associados às estimativas de mortalidade na primeira infância são grandes e devem ser tidos em conta quando se examinam as tendências entre inquéritos.

No entanto, tanto nos censos (1993 e 2003) como nos inquéritos (Inquérito de Indicadores Múltiplos por Grupos (MICS) de 2010 e Inquérito Demográfico e de Saúde (DHS) de 2013), as taxas de mortalidade foram mais elevadas nas zonas predominantemente rurais. Em 1993, a mortalidade de crianças com menos de cinco anos era mais elevada na região do Baixo Rio (LRR), com 169 mortes por 1000 nados-vivos, e mais baixa em Banjul (a capital), com 91 mortes por 1000 nados-vivos. Em 2003, observou-se a mesma tendência, com a taxa de mortalidade de menores de cinco anos a ser novamente mais baixa em Banjul, com 41 mortes por 1000 nados-vivos, e mais elevada na Região Central do Rio (CRR) - Norte, em vez da LRR, com 134 mortes por 1000 nados-vivos. Embora se tenha registado uma melhoria em todas as regiões, a CRR-Norte, que é a região mais pobre do país de acordo com o Inquérito Integrado aos Agregados Familiares de 2003 (Gabinete de Estatísticas da Gâmbia, 2003), continua a ficar atrás das outras regiões. Resultados semelhantes foram comunicados pelo MIS em 2010 (Gabinete de Estatística da Gâmbia e UNICEF, 2012), segundo o qual as taxas de mortalidade infantil e de menores de 5 anos são mais baixas em Banjul, enquanto os valores para Basse (Região do Alto Rio) eram 47 e 80% mais elevados, respetivamente, do que os de Banjul

(Quadros 1 e 2). Também se registaram diferenças significativas na mortalidade em termos de níveis de educação, riqueza e etnia. Observa-se que, para ambas as mortalidades, quanto mais elevado for o nível de escolaridade da mãe, mais baixas são as taxas de mortalidade. As mulheres dos agregados familiares mais pobres tendem a ter maior probabilidade de os seus filhos morrerem antes do primeiro ou do quinto aniversário, em comparação com as suas homólogas dos agregados familiares mais ricos (Gabinete de Estatística da Gâmbia, 2013; Gabinete de Estatística da Gâmbia e UNICEF, 2012; Quadro 3).

Quadro 1: Mortalidade de menores de cinco anos (por 1000 nados-vivos) por região, Censos de 1993 e 2003, Inquéritos de 2010 e 2013

Ano	**Banjul**	**Kanifing**	**Região Oeste**	**Região da margem norte**	**Região do Baixo Rio**	**Região do Rio Central**	**Região do Alto Rio**	**Gâmbia**
1993	91	100	134	137	169	137	158	135
2003	41	61	93	109	137	**Norte Sul** 134128	110	99
2010	62	102	99	101	119	115	142	109
2013	55	52	61	62	63	70	92	54

Fonte: Gabinete de Estatística da Gâmbia Censos 1993; 2003: Gabinete de Estatística da Gâmbia e UNICEF, Indicador Múltiplo Inquérito de grupo, 2010: Gabinete de Estatística da Gâmbia, Inquérito Demográfico e de Saúde, 2013

Quadro 2: Mortalidade infantil (por 1000 nados-vivos) por região, Censos de 1993 e 2003, Inquéritos de 2010 e 2013

Ano	**Banjul**	**Kanifing**	**Região Oeste**	**Região da margem norte**	**Região do Baixo Rio**	**Região do Rio Central**	**Região do Alto Rio**	**Gâmbia**

1993	59	64	84	85	103	85	97	84
2003	36	51	71	84	96	**Norte Sul** 9492	82	75
2010	51	76	74	77	74	85	98	81
2013	31	32	43	35	43	45	52	34

Fonte: Gabinete de Estatística da Gâmbia Censos 1993; 2003: Gabinete de Estatística da Gâmbia e UNICEF, Indicador Múltiplo Inquérito de grupo, 2010: Gabinete de Estatística da Gâmbia, Inquérito Demográfico e de Saúde, 2013

Quadro 3: Mortalidade na primeira infância por contexto socioeconómico

Antecedentes	**2010 Mortalidade infantil**	**2010 Mortalidade de menores de cinco anos**	**2013 Mortalidade infantil**	**2013 Mortalidade de menores de cinco anos**
Rural	85	117	44	69
Urbano	75 99		35	53
Quintil do Índice de Riqueza				
Mais baixo	88	122	47	70
Segundo	83	112	43	68
Médio	83	113	43	66
Quarto	82	111	42	60
Mais rico	64 81		18	34

Fonte: Gabinete de Estatística da Gâmbia e UNICEF, Inquérito de Indicadores Múltiplos, 2010: Gabinete de Estatística da Gâmbia, Inquérito Demográfico e de Saúde, 2013

Os serviços de saúde materna são prestados a todos os níveis do sistema de saúde por estabelecimentos públicos e privados de base e de proximidade através de uma rede de estabelecimentos de saúde em toda a Gâmbia. Com uma impressionante cobertura a nível nacional, os indicadores maternos têm vindo a registar uma redução significativa ao longo dos anos. Por exemplo, a taxa de mortalidade materna era elevada e foi reduzida de 1050 para 730 e depois para 433 por 100 000 nados-vivos entre 1990 e 2015 (Maternal, New-born and Child Survival Organization, 2015).

Apesar destes progressos, a taxa de mortalidade materna na Gâmbia continua a ser inaceitavelmente elevada e constitui um desafio difícil para o país. Existem também variações regionais acentuadas neste indicador. Por exemplo, a taxa de mortalidade materna é duas vezes mais elevada nas zonas rurais do que nas zonas urbanas (MOHSW, 2012).

Uma combinação de factores é responsável pela elevada taxa de mortalidade materna. As necessidades não satisfeitas de serviços de saúde reprodutiva, em particular de serviços de cuidados obstétricos de emergência, resultantes principalmente da falta de equipamento e material básico de saúde reprodutiva, da escassez aguda de profissionais de saúde qualificados, de um sistema de referência fraco, de recursos financeiros inadequados e de uma elevada taxa de fertilidade, contribuem para esta elevada taxa de mortalidade materna na Gâmbia.

De acordo com os resultados do Inquérito Demográfico e de Saúde (Gabinete de Estatística da Gâmbia, 2013), não se registaram grandes variações na percentagem de mulheres que receberam cuidados pré-natais de um prestador qualificado em função da maioria das características de base, exceto no que se refere à residência urbano-rural e às Áreas Governamentais Locais (LGA). As mulheres rurais tinham menos probabilidades de receber cuidados pré-natais de um profissional qualificado (85%) do que as suas homólogas urbanas (88%). Por LGA, a percentagem de mulheres que receberam cuidados pré-natais de um profissional qualificado variou entre 63% em Janjanbureh e 96% em Kanifing.

As mulheres com o ensino secundário ou superior tinham mais probabilidades de receber cuidados pré-natais de um médico do que as que não tinham estudos (17% contra 9%). Do mesmo modo, as mulheres do quintil de riqueza mais elevado tinham maior probabilidade de receber cuidados pré-natais de um médico.

Para além dos cuidados pré-natais, a assistência durante o parto é uma variável importante que influencia os resultados do parto e a saúde das mães e dos bebés. As competências e o desempenho do assistente de parto determinam se ele ou ela pode gerir as complicações e observar as práticas de higiene. O Inquérito de Indicadores Múltiplos (Gabinete de Estatística da Gâmbia e UNICEF, 2010) salientou que os partos de mulheres em zonas urbanas tinham maior probabilidade de ser assistidos por um profissional qualificado do que os partos de mulheres rurais (75% contra 41%). As diferenças entre as áreas governamentais locais no que respeita ao tipo de assistência no parto também foram acentuadas, com a proporção mais baixa de partos assistidos por um profissional qualificado a ocorrer em Basse (31%) e a mais elevada em Banjul (89%). A proporção de partos assistidos por um profissional qualificado aumenta significativamente com o aumento da educação e da riqueza (quadro 4). Além disso, a prevalência de contraceptivos entre as mulheres casadas também foi registada como mais elevada em Kanifing e Banjul e mais baixa em Kerewan e Janjanbureh (Gabinete de Estatística da Gâmbia e UNICEF, 2010; Gabinete de Estatística da Gâmbia, 2013)

Quadro 4: Percentagem de partos de nados-vivos por pessoa que presta assistência e características demográficas, Gâmbia, 2013

Antecedentes	**Médico**	**Enfermeira/ parteira**	**Enfermeira auxiliar**	**Assistência ao parto tradicional**	**Relativo/ Outros**	**Ninguém**	**Não Saber**	**Total**	**% de frequência de nascimento de competências**
LUGAR DE ENTREGA Estabelecimento de saúde	11.0	78.6	10.1	0.1	0.1	0.0	0.1	100	89.6
Noutro local	0.3	2.3	1.5	72.9	18.1	4.6	0,3	100	2.6
RESIDÊNCIA Rural	11.7	63.6	8.8	0.1	0.1	0.0	0.1	100	75.3
Urbano	2.8	37.8	5.1	72.9	18.1	4.6	0.3	100	40.6

LOCAL GOVERNO ÁREA Banjul	21.9	66.8	5.3	0.8	2.5	1.9	0.8	100	88.7
Kanifing	13.7	71.1	3.6	3.7	5.1	1.8	0.1	100	84.8
Brikama	8.5	59.8	8.0	15.4	6.5	1.4	0.4	100	68.3
Mansasonko	2.2	52.6	1.0	33.0	9.4	1.7	0.2	100	54.8
Kerewan	1.1	36.7	10.7	30.8	10.0	4.0	0.2	100	44.3
Kuntaur	2.6	30.7	4.8	52.0	9.5	0.3	0.1	100	33.3
Janjanbureh	2.0	32.6	21.1	33.3	7.4	2.5	1.1	100	34.6
Basse	0.4	30.5	0.4	62.6	5.0	0.7	0.4	100	30.9
WEALTH QUINTILE Mais baixo	2.9	42.5	5.1	36.8	10.6	1.9	0.3	100	45.5
Segundo	3.4	42.3	6.5	37.8	7.2	2.1	0.9	100	45.7
Médio	3.6	43.4	6.1	36.7	7.3	2.4	0.5	100	47.0
Quarto	10.7	59.0	7.6	15.7	5.5	1.3	0.3	100	69.7
Mais rico	16.0	66.2	9.5	4.2	2.9	0.7	0.5	100	82.2

Fonte: Gabinete de Estatística da Gâmbia, Inquérito Demográfico e de Saúde, 2013

Além disso, muitos factores impedem as mulheres de obter aconselhamento ou tratamento médico quando estão doentes. A informação sobre esses factores é particularmente importante para compreender e abordar as barreiras que algumas mulheres enfrentam na procura de cuidados durante a gravidez e no parto. De acordo com o Inquérito sobre Demografia e Saúde (Gabinete de Estatística da Gâmbia, 2013), obter autorização para procurar tratamento, obter dinheiro para o tratamento, a distância até uma unidade de saúde e não querer ir sozinha foram as principais barreiras à procura de cuidados de saúde entre as mulheres. O resultado deste inquérito indicou que 43% das mulheres com idades entre os 15 e os 49 anos referiram ter pelo menos um problema no acesso aos cuidados de saúde, cerca de 30% referiram que obter dinheiro para o tratamento era um problema e 28% referiram que a distância até uma unidade de saúde era uma preocupação (ver Quadro 5).

Quadro 5: Percentagem de mulheres que declararam ter tido problemas graves no acesso aos cuidados de saúde

Característica de fundo	Obter autorização para ir Γor tratamento	P roblemas no acre: **Gelar** dinheiro para tratamento	Distância até à unidade de saúde	ssing health ca Não querer ir sozinho	ira Pelo menos um problema de acesso aos cuidados de saúde	Número de mulheres
Idade						
15-19	6.1	28.9	28.1	11.9	43.9	2,407
20-34	5.0	27.3	26.9	9.0	**40.9**	5,451
35-49	5.0	**35.9**	30.6	9.4	46.9	2,375
Número de filhos vivos						
0	5.9	25.0	24.7	10.0	39.6	3,530
1-2	**4.9**	27.1	26.9	9.4	39.7	**2,644**
3-4	5.6	31.1	29.6	9.1	44.1	1,955
5+	**4.4**	**39.5**	33.6	10.5	51.7	2,103
Estado civil						
Nunca casou	5.9	26.0	24.6	10.5	40.3	2,963
Casado ou a viver em conjunto	**5.1**	31.2	30.0	9.7	44.4	6,791
Divorciado/separado) viúvo	4.1	30.0	21.4	7.4	39.9	479
Empregado nos últimos 12 meses						
Não empregado	6.5	28.4	26.5	8.4	41.2	5,110
Empregado por dinheiro	4.2	29.9	28.4	10.9	43.7	4,669
Empregado não remunerado	2.5	42.0	41.8	13.B	56.1	431
Residência						
Urbano	5.6	21.5	16.0	5.8	32.1	5,730
Rural	**4.9**	40.1	43.3	14.8	56.9	4,503
Área do Governo Local						
Banjul	3.9	17.8	**11.4**	7.4	26.9	225
Kanifing	4.3	20.2	12.8	6.8	30.9	2,342
Erikama	5.7	25.7	20.2	7.5	37.4	3,550

Mansakonko	**4.1**	27.2	32.2	12.8	42 7	**490**
Kerewan	13.5	37.2	42.0	13.9	53.7	1,107
Kuntaur	2.8	49.7	63.9	14.2	72.9	526
Janjanbureh	**4.4**	47.9	43.7	8.7	60.2	739
Basse	0.7	35.9	43.3	16.2	52.3	1,254
Educação						
Sem educação	5.0	37.5	35.0	10.4	50.3	4,757
Primário	**4.7**	30.9	28.5	11.3	44.5	1,405
Secundário ou superior	5.8	20.1	19.7	8.5	33.9	4,071
Quintil de riqueza						
Mais baixo	5.4	45.3	43.9	14.0	59.3	1.745
Segundo	5.7	40.2	42.5	14.2	57.0	1.992
Médio	3.9	**33.4**	32.0	10.8	47.9	1,927
Quarto	**4.9**	25.1	20.2	6.5	35.6	2,135
Mais alto	**6.1**	**12.1**	10.0	**5.5**	**24.0**	2.545
Total	5.3	29.7	28.0	9.8	43.0	10,233

Fonte: Gabinete de Estatística da Gâmbia, Inquérito Demográfico e de Saúde, 2013

Os dados revelam que a Gâmbia registou alguns progressos na realização de alguns dos objectivos da política nacional de saúde, especialmente no domínio da saúde materno-infantil. No entanto, apesar da defesa da gratuitidade dos serviços de saúde materno-infantil, continuam a existir disparidades em termos de acessibilidade e de preços dos serviços de saúde entre os ricos e os pobres e entre as zonas rurais e urbanas. Esta situação deve-se ao financiamento insuficiente das instituições de saúde pública, que conduz à falta grosseira ou ao fornecimento inadequado de equipamento essencial, medicamentos e prestadores de cuidados de saúde qualificados. Além disso, a maioria dos estabelecimentos de saúde está localizada nas zonas urbanas.

POLÍTICAS E PLANOS PARA O FINANCIAMENTO DOS SERVIÇOS DE SAÚDE NA GÂMBIA

Não é do conhecimento do autor que exista uma política de financiamento dos cuidados de saúde na Gâmbia e não foi encontrada nenhuma na literatura. No entanto, os principais eixos da Política Nacional de Saúde (MOHSW, 2012) em relação ao financiamento da saúde são o alargamento das opções financeiras para os cuidados de saúde e o reforço da contribuição do sector privado. Esta política é favorável à transição para um seguro de cobertura universal, de modo a contribuir para satisfazer as necessidades da população em matéria de cuidados de saúde e melhorar a sua qualidade, reduzir a pobreza, alcançar os Objectivos de Desenvolvimento do Milénio (ODM) e a Declaração de Paris sobre a Eficácia da Ajuda. Procura também envolver as comunidades e os agregados familiares através da iniciativa Bamako para o financiamento dos serviços de cuidados primários. As parcerias público-privadas são também apresentadas como abordagens estratégicas para a expansão das opções de financiamento da saúde a todos os níveis operacionais.

O financiamento dos serviços de saúde constitui um desafio em todo o mundo, mas é mais acentuado nos países em desenvolvimento, onde a dotação orçamental do Estado para o sector da saúde não é a melhor e os regimes de seguro de saúde têm uma cobertura limitada ou são inexistentes (McIntyre, et al., 2011).

O sistema de financiamento da saúde na Gâmbia é organizado através das receitas fiscais do Estado, dos doadores e dos pagamentos directos. A contribuição dos pagamentos directos do próprio bolso para bens e serviços de saúde não passa por qualquer mecanismo de partilha de recursos e de partilha de riscos. Os doadores financiam a maior parte da despesa total com a saúde (representando 66%), 24% provêm do financiamento público (através de impostos) e 9% dos pagamentos directos das famílias (Shepard & Zeng, 2011).

FINANCIAMENTO DIRECTO DOS CUIDADOS DE SAÚDE NA GÂMBIA

O total das despesas directas com a saúde, em percentagem (%) das despesas privadas com a saúde, foi estimado em 32% em 2004, 2005 e 2006, o que indica o pesado fardo do financiamento da saúde para as famílias (MOHSW, 2012). Nas instalações públicas, os pacientes pagam taxas de utilização para receberem cuidados, tais como 25 Dalasis ($0,59) por consulta externa para um adulto, que pode incluir consulta e medicamentos, e 200 Dalasis ($4,76) por internamento por semana. Os tratamentos contra a tuberculose e o VIH/SIDA e os cuidados de saúde materno-infantis são gratuitos. No entanto, a estimativa elevada dos pagamentos directos privados pode dever-se ao custo oculto dos serviços de saúde gratuitos, com despesas totais de saúde (THE) reduzidas, o que leva a serviços de saúde mal financiados, com equipamento e medicamentos essenciais inadequados ou em falta. Neste tipo de situação, os doentes e os seus familiares são forçados a comprar estes materiais essenciais ou a recorrer aos serviços de saúde privados.

A experiência dos países que eliminaram as taxas de utilização foi que se registaram aumentos rápidos e significativos da utilização, especialmente para os pobres. No entanto, a experiência da supressão das taxas não tem sido inteiramente positiva (por exemplo, o declínio da moral do pessoal devido ao aumento da carga de trabalho e a problemas no processo de implementação, e a escassez de medicamentos à medida que os níveis de utilização aumentavam) (Deininger & Mpuga, 2004). Isto realça a necessidade de um planeamento cuidadoso e de uma melhoria adequada dos recursos antes de se introduzir uma mudança de política tão dramática. Essencialmente, a experiência até à data demonstra a necessidade de um planeamento pormenorizado e adequado, de uma gestão cuidadosa e ativa das reacções dos profissionais de saúde e dos gestores, bem como de uma melhor disponibilidade de recursos (em particular, recursos internos), se as taxas forem retiradas para continuar a prestar serviços de qualidade adequados face ao aumento da utilização.

FINANCIAMENTO DOS SERVIÇOS DE SAÚDE NA GÂMBIA PELOS DOADORES

Tal como referido anteriormente, o financiamento dos doadores constitui a maior parte do financiamento dos cuidados de saúde na Gâmbia.

A tendência para a Abordagem Sectorial Ampla (SWAp) no financiamento dos doadores tem sido largamente positiva no contexto africano (McIntyre, Gilson & Mutyambizi, 2005). Contribuiu para melhorar os mecanismos de coordenação para a gestão das finanças dos doadores e promoveu a utilização dos fundos dos doadores em conformidade com as prioridades das políticas nacionais. No entanto, na Gâmbia, receia-se que alguns doadores se afastem recentemente do financiamento agrupado do sector da saúde e passem a conceder apoio orçamental geral (ou seja, todos os fundos dos doadores são atribuídos ao Tesouro e a afetação entre sectores faz parte do processo orçamental normal). O sector da saúde pode não receber uma "parte justa" dos fundos dos doadores ao abrigo deste acordo. Outra preocupação é o facto de isto poder potencialmente minar o papel do Ministério da Saúde em áreas cruciais da política de saúde, particularmente em relação ao financiamento dos cuidados de saúde. Dado que os Ministérios das Finanças detêm um poder considerável em muitos governos africanos e são frequentemente mais sensíveis às exigências dos doadores do que os Ministérios sectoriais, é possível que os doadores tentem impor as suas prioridades no sector da saúde (especialmente os seus pontos de vista sobre as estratégias de financiamento dos cuidados de saúde) exercendo pressão sobre os funcionários do Tesouro que, por sua vez, poderiam exercer pressão sobre os funcionários do Ministério da Saúde (Mclntyre, Gilson & Mutyambizi, 2005). Por conseguinte, pode haver o risco de as prioridades do Ministério da Saúde não corresponderem aos objectivos dos doadores, o que pode dar origem a conflitos na realização dos objectivos. Além disso, grande parte dos recursos adicionais para os cuidados de saúde materno-infantis gratuitos provém de fontes externas, e existem preocupações quanto à sua sustentabilidade se os fundos externos forem retirados.

FINANCIAMENTO FISCAL DOS SERVIÇOS DE SAÚDE NA GÂMBIA

O nível atual de financiamento dos cuidados de saúde a partir das receitas fiscais do Estado na Gâmbia é relativamente baixo. As dotações do Governo da Gâmbia para o sector da saúde, em percentagem do orçamento nacional total, foram de 12,9%, 8,76%, 6% e 7,62% para os anos de 2012, 2013, 2014 e 2015, respetivamente (Ministério das Finanças e dos Assuntos Económicos, 2014; 2015; 2016). Estas dotações estão abaixo da Declaração de Abuja, que prevê uma dotação orçamental de 15% para o sector da saúde (Organização da Unidade Africana, 2001).

No entanto, os cuidados de saúde na Gâmbia são quase gratuitos, especialmente no que se refere aos serviços de saúde materno-infantil, desde a introdução da política em 2007. Em 2007, foi elaborada a primeira Conta Nacional da Saúde (CNS) da Gâmbia, abrangendo os anos fiscais de 2002 a 2004. Os resultados revelaram um aumento marginal das despesas totais de saúde (THE). Em percentagem do PIB, a THE foi de 16,1% em 2002, 13,9% em 2003 e 14,9% em 2004. Surpreendentemente, registou-se um declínio gradual da THE em 2012 (12,7%), 2013 (8,5%), 2014 (6%) e 2015 (7,62%), respetivamente (Figura 2). Desde a abolição das taxas de utilização na saúde materno-infantil, esperava-se que o THE aumentasse para cobrir essas taxas, mas, em vez disso, está a diminuir. Esta situação criou uma enorme lacuna na satisfação das necessidades financeiras de serviços de saúde de qualidade no sector público.

A queda do THE pode estar associada à queda das receitas na Gâmbia. Em 2011, as receitas em percentagem do produto interno bruto (PIB) caíram significativamente de 17,5% em 2007 para 14%, o que restringiu ainda mais os esforços de financiamento do desenvolvimento do governo (The Point Newspaper, 2011). A disponibilidade de financiamento fiscal adequado é fundamental para resolver os problemas de acesso equitativo aos cuidados de saúde.

Figura 2

Despesas totais de saúde da Gâmbia de 2012 a 2015

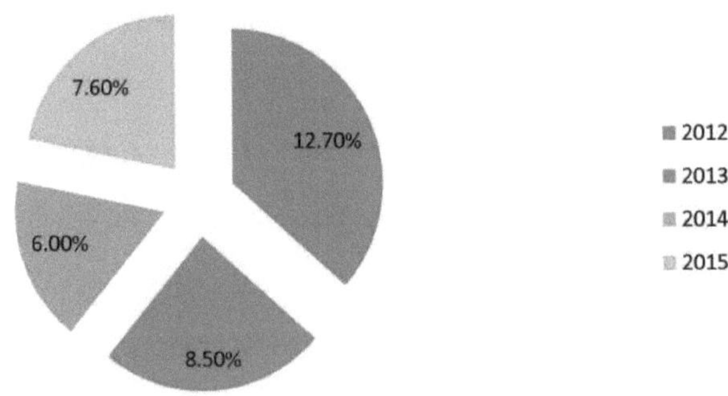

Fonte: Discursos orçamentais do Ministério das Finanças e dos Assuntos Económicos: 2011,2012, 2013 & 2014

SEGURO DE SAÚDE NA GÂMBIA

Nos últimos anos, as organizações internacionais têm dado uma ênfase crescente ao seguro de saúde como mecanismo de financiamento. Por exemplo, a Assembleia Mundial da Saúde de 2005 aprovou uma resolução que encoraja os estados membros a procurar formas sociais e outras formas de seguro de saúde. No entanto, não existe seguro de saúde social na Gâmbia. Alguns operadores do sector privado (bancos e ONG) fornecem cobertura médica aos seus empregados, quer através de clínicas de saúde auto-geridas (por exemplo, a Clínica da Autoridade Portuária da Gâmbia (GPA)), quer através do pagamento de prémios para regimes de seguros de saúde privados. Outras inovações incluem a adoção pelo sector privado de enfermarias hospitalares em unidades de saúde para financiamento.

Como indicado anteriormente, o seguro de saúde universal ainda é relativamente limitado em África (Olakunde, 2012). Em vez disso, a opção por regimes de seguro de saúde de base comunitária (CBHI) (por vezes designados por regimes comunitários de pré-pagamento ou organizações de saúde mútuas) está a ganhar rapidamente adeptos (Mclntyre, Gilson & Mutyambizi, 2005). Como estes regimes são financiados por contribuições anuais ou mais frequentes, mas não exigem pagamentos no momento da utilização dos serviços de saúde, reduzem as barreiras financeiras ao acesso. Existe também um certo grau de subvenção cruzada, particularmente dos saudáveis para os doentes. Nesta perspetiva, a CBHI é uma alternativa preferível aos pagamentos directos.

Outra opção que está a ser considerada ou introduzida num número crescente de países africanos é a do seguro de saúde obrigatório (ou seja, quando a legislação torna obrigatório que todos ou alguns cidadãos se tornem membros de um seguro de saúde). A Nigéria introduziu recentemente um seguro social de saúde (SHI) que abrange os funcionários públicos (Uzochukwu, Ughasoro, Etiaba, Okwuosa, Envuladu & Onwwujekwe , 2015), enquanto o Gana procura combinar o SHI para os trabalhadores do sector formal com regimes de CBHI a nível distrital, a fim de implementar um sistema universal de seguro nacional de saúde (NHI) (Mclntyre, Gilson & Mutyambizi, 2005). A Gâmbia está a propor uma abordagem semelhante, mas estes planos estão atualmente em suspenso. A principal vantagem potencial da introdução de um SHI é que aliviaria a carga sobre os serviços de saúde financiados pelo Estado; os membros do SHI utilizariam serviços do sector privado ou do sector público e o SHI reembolsaria o custo total desses serviços.

No entanto, a abordagem SHI suscita duas preocupações importantes. De acordo com McIntyre, Gilson e Mutyambizi (2005), em primeiro lugar, a abordagem do SHI consolida um sistema de saúde de dois níveis, criando uma divisão profunda entre os segurados, que têm um excelente acesso a uma vasta gama de serviços de saúde de alta qualidade, e os não segurados, que muitas vezes são remetidos para serviços do sector público com poucos recursos destinados aos pobres. Em segundo lugar, o primeiro grupo a ser coberto pelo seguro de saúde obrigatório são os funcionários públicos e os fundos limitados do governo serão utilizados para este fim e pode haver menos recursos do governo disponíveis para prestar serviços para aqueles que dependem de serviços financiados pelo sector público. Para resolver estes problemas, as contribuições dos agregados familiares com baixos rendimentos devem ser parcial ou totalmente subsidiadas a partir de impostos e de fundos de doadores comuns, e haverá uma equalização de riscos entre os regimes distritais individuais e o regime para os trabalhadores do sector formal.

INFLUÊNCIA DOS MÉTODOS DE FINANCIAMENTO DOS CUIDADOS DE SAÚDE NA REALIZAÇÃO DOS OBJECTIVOS DA POLÍTICA NACIONAL DE SAÚDE DA GÂMBIA

Há várias razões que justificam a importância de nos concentrarmos na questão dos métodos de financiamento dos cuidados de saúde e no seu impacto na realização dos objectivos da política de saúde na Gâmbia. Em primeiro lugar, a falta de recursos financeiros no país para satisfazer adequadamente as necessidades das populações em matéria de serviços de saúde continua a ser um problema persistente, e está a tornar-se ainda mais crítico no contexto do rápido crescimento demográfico e da diminuição das receitas fiscais. Em segundo lugar, as taxas cobradas sobre os serviços de saúde são muito baixas ou gratuitas em alguns casos, como a saúde materno-infantil e o tratamento da tuberculose, que é complementado pelo financiamento dos doadores, com problemas de sustentabilidade e distribuição equitativa dos fundos. Em terceiro lugar, devido ao financiamento inadequado dos serviços de saúde, a qualidade dos cuidados de saúde nas instituições públicas é deficiente devido à falta de medicamentos essenciais, de materiais e de profissionais de saúde pouco motivados. Esta situação cria situações em que os doentes e os familiares têm de comprar os medicamentos necessários para os seus cuidados ou recorrer a instituições de saúde privadas, aumentando assim o pagamento direto. Os pagamentos directos aumentarão o fosso no acesso aos cuidados de saúde entre os ricos e os pobres em termos de acessibilidade económica. Os agregados familiares pobres enfrentam crises financeiras e atrasos nas intervenções de cuidados de saúde devido ao pagamento não planeado de serviços de saúde que se pensa serem gratuitos. Em quarto lugar, devido ao financiamento inadequado dos cuidados de saúde, os poucos serviços de saúde disponíveis concentram-se nas zonas urbanas, tornando os gambianos pobres das zonas rurais menos acessíveis a serviços de saúde de qualidade. Esta situação manifesta-se nos níveis desiguais de resultados obtidos em relação aos objectivos da política de saúde (como a redução da mortalidade materna e infantil) entre as zonas rurais e urbanas.

É consensual que a equidade no financiamento dos cuidados de saúde deve estar relacionada com a capacidade de pagamento de cada indivíduo (Van Doorslaer e Wagstaff, 1993; Wagstaff et al., 1999; Wagstaff , 2000; McIntyre, Gilson & Mutyambizi , 2005). Mais concretamente, é aceite que os indivíduos (ou famílias) com diferentes capacidades de pagamento devem efetuar "pagamentos adequadamente diferentes" pelos cuidados de saúde, devendo os indivíduos com rendimentos mais elevados pagar mais do que os indivíduos com um nível de rendimento mais baixo (designado por equidade vertical) (McIntyre, Gilson & Mutyambizi , 2005). Simultaneamente, também seria equitativo que os indivíduos (ou famílias) com a mesma capacidade de pagamento contribuíssem com o mesmo montante para as suas despesas de saúde (designado por equidade horizontal) (Wagstaff , 2000). Por conseguinte, o pesado fardo do financiamento dos cuidados de saúde pelo Governo da Gâmbia só pode ser aliviado e tornado sustentável através de um esquema de seguro universal baseado na capacidade de pagamento e a adesão dos que não podem pagar (como os pobres) pode ser subsidiada e/ou totalmente paga através de impostos e fundos de doadores. Isto ajudará a angariar fundos para o financiamento adequado de serviços de saúde de qualidade e facilmente acessíveis a todos.

Está a ser realizado um número crescente de estudos para avaliar a progressividade relativa dos diferentes tipos de financiamento dos cuidados de saúde e a distribuição das prestações em função da necessidade de serviços de saúde. Estes estudos demonstram que as receitas fiscais gerais são geralmente o mecanismo de financiamento dos cuidados de saúde mais progressivo (Wagstaff , 2000; EQUITAP, 2005). No entanto, este facto depende do tipo de impostos cobrados e da contribuição relativa de cada imposto para as receitas públicas globais. Por exemplo, o imposto sobre o rendimento das pessoas singulares é geralmente progressivo, enquanto os impostos "indirectos" sobre bens e serviços (como o Imposto sobre o Valor Acrescentado - IVA, ou o Imposto Geral sobre as Vendas - GST) são frequentemente regressivos. Se uma proporção elevada das receitas fiscais gerais provém do IVA ou do GST, o sistema fiscal global pode ser regressivo (EQUITAP, 2005). O financiamento dos serviços de saúde a partir das receitas fiscais gerais pode beneficiar preferencialmente as pessoas com maior necessidade de cuidados de saúde, se for afetado de forma adequada. No entanto, vários estudos sobre a distribuição dos benefícios dos serviços financiados pelo sector público (impostos) nos países africanos revelaram que os ricos são os que mais beneficiam destes serviços (Castro-Leal, 1996, Castro-Leal et al., 1999, Demery et al., 1995). Esta situação verifica-se normalmente quando uma parte importante do financiamento fiscal é afetada a grandes hospitais urbanos, dispendiosos, em detrimento de serviços de cuidados primários e de serviços em zonas rurais, como no caso da Gâmbia.

Nenhum país depende inteiramente de um único mecanismo de financiamento dos cuidados de saúde, mas utiliza uma combinação desses mecanismos como um pacote global de financiamento dos cuidados de saúde. O grau de equidade do pacote global de financiamento dos cuidados de saúde depende da quota-parte relativa e da equidade ou desigualdade de cada mecanismo de financiamento, tanto em termos da distribuição dos encargos com os pagamentos dos cuidados de saúde (incidência do financiamento) como da distribuição dos benefícios dos serviços de saúde (incidência dos benefícios). Por conseguinte, para que a Gâmbia atinja os seus objectivos de igualdade de acesso a cuidados de saúde de qualidade, de proteção financeira e de uma população saudável, deve poder reunir adequadamente os fundos e distribuí-los equitativamente para financiar os cuidados de saúde em função das necessidades. Pode ser utilizada uma combinação de diferentes métodos para reunir os fundos, incluindo um seguro de saúde nacional, um seguro de saúde de base comunitária, um seguro de saúde privado e regimes de isenção.

Resumo

A questão dos mecanismos apropriados para mobilizar os recursos de financiamento dos cuidados de saúde com vista a um acesso equitativo a cuidados de saúde de qualidade, à proteção financeira e à saúde para todos é uma das prioridades da política de saúde da Gâmbia. No entanto, não existe neste país uma política nacional de financiamento dos cuidados de saúde que oriente a aquisição, a partilha e a distribuição equitativa dos recursos reunidos. Também não existe uma cobertura nacional de seguro e o financiamento dos cuidados de saúde é basicamente efectuado através de fundos de doadores, impostos e pagamentos directos. Os fundos afectados ao financiamento dos cuidados de saúde não são adequados e estão distribuídos de forma desigual, concentrando-se mais na população urbana rica. Esta situação deu origem a enormes disparidades entre os ricos e os pobres, e entre as zonas urbanas e rurais, no que se refere aos objectivos da política de cuidados de saúde. Apesar das políticas de gratuitidade de alguns serviços de saúde (por exemplo, os serviços de saúde materno-infantil), os pagamentos do próprio bolso continuam a ser elevados devido à falta de medicamentos, de materiais, de pessoal pouco motivado e à má qualidade dos cuidados prestados nas instituições de saúde pública.

Conclusão

A falta de sucesso na obtenção de um financiamento eficiente dos cuidados de saúde continua a ser um desafio para a igualdade de acesso a cuidados de saúde de qualidade na Gâmbia, o que tem um impacto na realização dos objectivos da atual política de saúde.

Recomendações

Do ponto de vista da prossecução de estratégias de financiamento que promovam a equidade e aliviem a pobreza, em vez de contribuírem para um maior empobrecimento das famílias vulneráveis, são feitas as seguintes recomendações:

1. Desenvolver uma política clara sobre o financiamento dos cuidados de saúde na Gâmbia
2. Adotar métodos adequados de financiamento da saúde que proporcionem proteção

financeira, ou seja, que garantam que ninguém que necessite de serviços de saúde tenha o acesso negado devido à incapacidade de pagar e que os meios de subsistência das famílias não sejam ameaçados devido aos custos de acesso aos cuidados de saúde. Isto implica que as contribuições ou os pagamentos para o financiamento dos cuidados de saúde devem ser separados da utilização dos serviços, o que exige alguma forma de pré-pagamento através de um seguro de saúde nacional, de um seguro de saúde de base comunitária, de um seguro de saúde privado e de pacotes de isenção (de fundos de doadores e de impostos).

3. As contribuições para o financiamento dos cuidados de saúde devem ser distribuídas de acordo com a capacidade de pagamento. Por conseguinte, as políticas gerais de gratuitidade de alguns serviços de saúde devem ser revistas.
4. Devem ser promovidas subvenções cruzadas (dos saudáveis para os doentes e dos ricos para os pobres) no sistema global de saúde.
5. Aumentar a dotação orçamental nacional para a saúde, de modo a cumprir a Declaração de Abuja de 15% do PIB.
6. Devem ser criados mecanismos que garantam que os recursos financeiros se traduzam num acesso universal aos serviços de saúde. Isto implica que os serviços de saúde devem ser redistribuídos tendo como alvo as populações rurais e pobres.

Referência

Aguerd, A., Chaouqui, R., Haddadi, A. & Tounssi, R. (2001). Tentativa de avaliar a qualidade dos cuidados de enfermagem no Departamento de Urologia "B", Hospital Ibn Sina - Rabat, Marrocos. *Jornal de Enfermagem Holística, 18(4),* 231-232.

Alexander, J.G., McDaniel, G.S., Baldwin, M.S., & Money, B.J. (2002). Promoting, applying, and evaluating problem-based learning in the undergraduate curriculum. *Perspectivas da Educação em Enfermagem, 23(5),* 248-253

Associação Americana de Enfermeiros (ANA). (2015). Código de ética para enfermeiros com declarações interpretativas. *Silver Spring, MD: Nursingbooks.org*

Sociedade Americana de Enfermeiros Registados (2007). Os valores e a ética fundamentais da enfermagem podem ser ensinados? Acedido em: *http://www.asrn.org/journal-nursing/233-can-core-nursing-values-and- ethics-be-taught.html#sthash.a4Leia7h.dpuJ.* Data de acesso: 7th /11/2016

Aydt, E.M. (2015). Estratégias de ensino para moldar a conversa na *educação* ética em *enfermagemMaster of Arts/Science in Nursing Scholarly Projects.Paper 82.*

Bah, H.T. (2016). Supervisão Clínica e Mentoria em Enfermagem: The Gambia Experience. *Revista Internacional de Investigação Inovadora e Estudos Avançados (IJIRAS), 3* (10), 311 -316

Benner, P., Sutphen, M., Leonard, V., & Day, L. (2010). Educar enfermeiros: A call for radical *transformation. São Francisco, CA: Jossey-Bass.*

Fry, S.T. (1989). O ensino da ética nos currículos de enfermagem: Modelos tradicionais e contemporâneos. *Nursing Clinics of North America, 24*(2), 485-496.

Garity, J. (2009). Promover a utilização da teoria ética e dos modelos de tomada de decisão pelos estudantes de enfermagem: estratégias de ensino. *Aprendizagem no domínio da saúde e dos cuidados sociais, 8*(2), 114-112.

Hoyt, S. (2010). A contribuição de Florence Nightingale para a ética de enfermagem contemporânea. *Jornal de Enfermagem Holística, 28*(4), 331-32.

Conselho Internacional de Enfermeiros (2015). Código de Ética do Enfermeiro. 3, place Jean-Marteau, 1201 Genebra, Suíça. ISBN: 978-92-95094-95-6

John, M. (2007). Declínio da prestação de serviços de enfermagem na Nigéria: A challenge to Nurse Leaders. Um documento apresentado na Conferência dos Directores dos Serviços de Enfermagem em Lokoja, Estado de Kogi.

Mohammed, M. (2008). A visão social do enfermeiro nigeriano: A challenge to the Nursing profession. *Journal of Advanced Nursing, 29(4):* 56-67.

Ojo, A.A. (2010). Os desafios das melhores práticas e normas de enfermagem na Nigéria. Palestra inaugural proferida na Universidade Igbinedion, Okada, Estado de Edo. Igbinedion University Press Ltd. Okada, Nigéria.

Pavlish, C., Brown-Saltzman, K., Hersh, M., Shirk, M., & Rounkle, A.M. (2011). Nursing priorities, actions, and regrets for ethical situations in clinical practice. *Journal of Nursing Scholarship, 43(4):* 385-295.

Peter, E.H., Macfarlane, A.V. & O'Brien-Pallas, L.L. (2004). Análise da habitabilidade moral do ambiente de trabalho em enfermagem. *Journal of Advanced Nursing, 47(4):* 356-367.

Saho, P. (2011). Factores que influenciam o desgaste dos enfermeiros na Gâmbia. Mestrado não publicado

Tese, Universidade da Gâmbia, Departamento de Enfermagem e Saúde Reprodutiva.

Ulrich, C., O'Donnell, P, Taylor, C., Farrar, A., Danis, M. & Grady, C. (2007). Ethical climate, ethics stress, and the job satisfaction of nurses and social workers in the United States. *Social Science & Medicine, 65(8):* 1708-1719.

Ulrich, C. M., Taylor, C., Soeken, K., O'Donnell, P., Farrar, A., Danis, M. & Grady, C. (2010). Ética quotidiana: Questões éticas e stress na prática de enfermagem. *Journal of Advanced Nursing, 66(11):* 2510-2519.

Alligood, M.R. & Tomey, A.M., (2002). Teoria de Enfermagem: Utilization &Application .3rd ed. Missouri: Elsevier Mosby Publications.

Croyle, R.T., (2005). Theory at a Glance: Application to Health Promotion and Health Behavior (Segunda Edição). Departamento de Saúde e Serviços Humanos dos EUA, Institutos Nacionais de Saúde. Disponível em www.thecommunityguide.org. (Data de acesso - 7/3/16)

Filley, A. C. (1975). Interpersonal Conflict Resolution (Resolução de Conflitos Interpessoais). Glenview, IL: Scott,

George, J.B., (2005) .Teorias de Enfermagem: The Base for Professional Nursing Practice .5th ed., New Jersey, Prentice Hall. New Jersey, Prentice Hall.

Gebrekidan, A.C.B., (2005). Notas de aula sobre Gestão de Enfermagem. Universidade de Addis Abeba. Dados não publicados

Haynes, R., Corey, G., & Moulton, P. (2003). Supervisão clínica nas profissões de apoio*: Um guia prático*. Pacific Grove, CA: Brooks/Cole.

Lambers, E. (2000). Supervisão em terapia centrada na pessoa: Facilitando a congruência. In E. Mearns & B. Thorne (Eds.), *Person-centered therapy today: New frontiers in theory and practice* (pp. 196-211). Londres: Sage.

Liese, B. S., & Beck, J. S. (1997). Supervisão da terapia cognitiva. Em C. E. Watkins, Jr. (Ed.), *Handbook of psychotherapy supervision* (pp. 114-133). New York: John Wiley & Sons.

Maslow, A.H. (1943). Uma teoria da motivação humana. *Psychological Review 50* (4) 370-96

Maslow, A. H. (1954). Motivation and personality. *Nova Iorque, NY: Harper. p. 236.*

Shirey, M.R., (2006). Prática baseada em evidências: como os líderes de enfermagem podem facilitar a inovação.

Nurs Adm Q.Jul-Sep;30(3):252-65.

Tomey, A.M. & Alligood, M.R., (2002). Os teóricos de enfermagem e o seu trabalho. (5ª ed.). Mosby, Philadelphia.

Alsan, M., Bloom, D.E. & Canning D.(2006). The effect of population health on foreign direct investment inflows to low- and middle-income countries. World Dev, 34:613-30.

Bond P. (2005). The dispossession of African wealth at the cost of African Health (A expropriação da riqueza africana à custa da saúde africana). Harare, Rede Regional para a Equidade na Saúde. Documento de discussão, 30.

CASTRO-LEAL, F. (1996) The impact of public health spending on poverty and inequality in South Africa. PSP Discussion Paper Series 102. Washington, D.C., Banco Mundial, Departamento de Pobreza e Política Social.

CASTRO-LEAL, F., DAYTON, J., DEMERY, L. & MEHRA, K. (1999) Public social spending in Africa: Será que os pobres beneficiam? *World Bank Research Observer,* 14, 49-72.

Agência Central de Inteligência (2015). The world factbook: África, Gâmbia, estimativas de julho. http://www.cia.gov/library/publication

DEMERY, L., CHAO, S., BERNIER, R. & MEHRA, K. (1995) The incidence of social spending in Ghana. Documento de Discussão PSP Série 82. Washington, D.C.

DEININGER, K. & MPUGA, P. (2004). Economic and Welfare effects of the abolition of health user fees: Evidence from Uganda. Documento de Trabalho de Investigação de Políticas do Banco Mundial 3276. Washington, D.C.

EQUITAP (2005) Who benefits from public spending on health care in Asia? Colombo, Instituto de Estudos Políticos.

EQUITAP (2005) Who pays for health care in Asia? Colombo, Instituto de Estudos Políticos

McIntyre, D., Garshong, B., Mtei, G., Meheus, F., Thiede, M., Akazili, J., Ally, M., Aikins, M., Mulligan, J.A. & Goudge, J. (2011). Beyond fragmentation and towards universal coverage: insights from Ghana, South Africa and the United Republic of Tanzania: MEDICC Review: *Revista Internacional de Saúde e Medicina Cubana 13* (3).

Musango, L., Elovainio, R., Nabyonga, J. & Toure, B. (2013). O estado do financiamento da saúde na Região Africana. OMS, Escritório Regional para África, edição n.º 6

Nwagbara & Eucharia N. (2010). A história do programa de ajustamento estrutural na Nigéria na perspetiva do trabalho organizado. Afr J Health Econ , 2:51-66

Olakunde, B.O. (2012). Financiamento dos cuidados de saúde públicos na Nigéria: Which way forward? Ann Nigerian Medical Journal, 6; 4 - 10. Disponível em: http://www.anmjournal.com/text.asp?2012/6/1/4/100199. (citado em 8 de fevereiro de 2016)

Organização da Unidade Africana. (2001). Declaração de Abuja sobre o VIH/SIDA, *a tuberculose e outras doenças infecciosas conexas.* Boletim da Organização Mundial de Saúde

Schieber, G., Baeza, D., Kress, D., & Maie, M. (2013). **Financiamento dos** sistemas **de saúde** no século XXI. *2ª edição. 12(9),* 123

Shepard, D.S. & Zeng, W. (2011). Conceção do seguro de saúde na Gâmbia

Parte inferior do formulário

Gabinete de Estatística da Gâmbia e Fundo das Nações Unidas para a Infância. (2012). Relatório final da pesquisa de indicadores múltiplos da Gâmbia.

Uzochukwu, B.S.C, Ughasoro, M.D, Etiaba, E, Okwuosa, C, Envuladu E & Onwwujekwe O.E (2015). Financiamento dos cuidados de saúde na Nigéria: implicações para alcançar a cobertura universal de saúde. Revista nigeriana de prática clínica, 18(4), 437 - 444

VAN DOORSLAER, E. & WAGSTAFF, A. (1993) Equity in the finance of health care: Methods and findings. IN VAN DOORSLAER, E., WAGSTAFF, A. & RUTTEN, F. (Eds.) Equity in the finance and delivery of health care: An international perspective. *Nova Iorque, Oxford University Press*

WAGSTAFF, A. (2000) Measuring equity in health care financing: Reflections on and alternatives to the World Health Organization's Fairness of Financing Index. Washington D.C., Grupo de Investigação sobre Desenvolvimento e Rede de Desenvolvimento Humano, Banco Mundial.

WAGSTAFF, A. & RUTTEN, F. (1999). Equity in the finance and delivery of health care: An international perspective. *Nova Iorque, Oxford University Press.*

WAGSTAFF, A., VAN DOORSLAER, E., VAN DER BURG, H., CALONGE, S.,

CHRISTIANSEN, T., CITONI, G. (1999). Equity in the finance of health care: some further international comparisons. *Journal of Health Economics, 18*, 263-290

Gabinete Regional da OMS para África. (2011).*A Declaração de Abuja: dez anos depois.* OMS, Brazzaville.

OMS (2005). Relatório da OMS. Genebra, 3(6), 123 -124

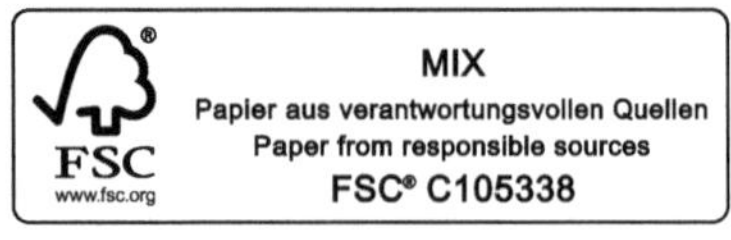

Printed by Books on Demand GmbH, Norderstedt / Germany